AF341835

MANUEL

DE

DIAGNOSTIC CLINIQUE

MANUEL

DE

DIAGNOSTIC CLINIQUE

(PATHOLOGIE INTERNE)

à l'usage des Etudiants et des Médecins praticiens

Avec tableaux synoptiques des caractères principaux propres aux maladies, aux affections et aux syndromes.

PAR

J. CRESPIN

PROFESSEUR SUPPLÉANT A L'ÉCOLE DE MÉDECINE D'ALGER

MÉDECIN DES HOPITAUX D'ALGER

LAURÉAT DE L'INSTITUT (ACADÉMIE DES SCIENCES)

PARIS

A. MALOINE, ÉDITEUR

25-27, RUE DE L'ÉCOLE-DE-MÉDECINE, 25-27

1907

INTRODUCTION

Je n'ai pas voulu grossir le nombre des livres qui traitent de la séméiologie et du diagnostic des maladies.

Je n'ai pas voulu non plus construire des tableaux synoptiques, destinés à être consultés fébrilement la veille d'un examen.

J'ai tenté, ne me dissimulant pas la difficulté de la tâche, de mettre aux prises comme dans la vie professionnelle, le médecin et son malade, en rapprochant les grands signes qui permettent de débrouiller cette inconnue qui, est le patient, lors de sa première rencontre avec l'homme de l'art.

Les étudiants disent souvent qu'il leur manque un livre d'hôpital, véritable raccourci des traités de clinique et de pathologie interne, dont ils puissent se servir pour embrasser d'un coup d'œil, devant tel ou tel cas clinique, les signes et symptômes primordiaux de telle ou telle maladie, de tel ou tel syndrome.

Pour atteindre ce but, j'ai essayé de fixer, en quelques traits, la physionomie clinique des maladies communément rencontrées, en indiquant surtout ce qui sert à les différencier des maladies à symptômes analogues.

J'ai voulu être précis, sinon complet, être clair, sinon brillant.

Les gros signes qui ne sont pas les signes grossiers ont été mis en relief, et cela de deux manières, correspondant aux deux parties de cet ouvrage ; d'abord l'exposé clinique à grands traits, des maladies en suivant la méthode que les cliniciens suivent tous consciemment ou inconsciemment au lit du malade, puis la condensation sous forme de tableaux, des caractères principaux propres aux maladies, aux affections, aux syndromes couramment observés.

L'ordre adopté dans la première partie (exposé clinique) peut être discuté au point de vue dogmatique, puisque je sépare brutalement pour ainsi dire, les maladies aiguës des maladies chroniques, celles-ci faisant naturellement suite à celles-là.

Mais en réalité, ne se préoccupe-t-on pas, une fois devant le malade, de savoir s'il s'agit d'une maladie aiguë ou d'une maladie chronique, pour chercher ensuite à déterminer de quelle maladie aiguë, de quelle maladie chronique il s'agit ?

Avec une telle conception, je devais m'attachant aux grandes lignes, passer sous silence beaucoup de points particuliers, alors que beaucoup d'autres sont à peine effleurés.

Les affections des nerfs ont été négligées parce qu'en général, elles sont d'un diagnostic aisé. Exception a été faite pour la paralysie faciale, la paralysie du nerf radial et la polynévrite périphérique dont le diagnostic avec le tabes a été emprunté à M. Babinski.

A propos de certains syndromes (tremblements, hématuries, etc.), j'ai indiqué les principaux caractères des maladies dans lesquelles on les rencontre, ce qui m'a paru suffisant pour le but recherché.

Mais je n'ai pas l'illusion de croire qu'un tel livre puisse remplacer les autres, ceux des maîtres, qui courent de main en main à juste titre. Je crois qu'il facilitera aux étudiants et aux praticiens, loin des bancs de l'école, la lecture de ces livres, de ces excellents traités de pathologie interne et de clinique médicale, dont notre enseignement est le reflet permanent.

Est-ce « la substantificque moelle » des maîtres de la médecine que j'ai fait entrer dans ces quelques pages ? Je l'aurais voulu, et les sources auxquelles j'ai puisé largement, montrent combien j'ai fait effort, en composant ce manuel, pour m'imprégner de l'esprit des classiques français, qui dominent de si haut la clinique médicale, depuis Trousseau jusqu'à Charcot et Potain pour ne parler que des morts.

Ce livre est du reste la reproduction de l'enseignement que j'ai pu donner aux étudiants, soit comme suppléant de la chaire de clinique médicale à l'Ecole de médecine d'Alger, soit comme médecin des hôpitaux.

Les deux parties (exposé clinique et tableaux cliniques) forment un tout complet, comprenant ce qu'il est indispensable de savoir, et rien autre.

Tel est ce livre. Aux étudiants et aux praticiens de le juger.

Manuel de Diagnostic Clinique

PREMIÈRE PARTIE

EXPOSÉ CLINIQUE

Interrogatoire au lit du malade.

L'interrogatoire doit être méthodique, clair, précis, pressant, modifiable suivant les réponses.

Où souffrez-vous ? Pourquoi entrez-vous à l'hôpital ? telle est la première question à poser, mais en même temps qu'on la pose, on découvre le malade pour s'assurer s'il ne porte pas une éruption quelconque, s'il ne présente pas extérieurement en quelque point de son corps une anomalie, une irrégularité, etc., et on le touche, pour savoir s'il a ou non de la fièvre.

A l'hôpital, la température est prise avant votre arrivée ; mais en clientèle, il n'en est pas de même, et la palpation, quoique trompeuse, peut cependant vous indiquer souvent s'il s'agit d'une maladie fébrile.

Le patient peut vous répondre qu'il souffre de partout ou bien qu'il souffre d'un point localisé. Il peut répondre immédiatement sans hésitation, sur le siège de sa souffrance, et dans ce cas, le diagnostic s'imposera fréquemment après une seule question et une seule réponse. Ainsi un malade atteint de sciatique, fera pour répondre un geste expressif, indiquant le trajet du nerf malade ; du premier coup, vous serez sur la bonne voie, et il vous restera seulement à établir l'étiologie et la pathogénie de l'affection.

La deuxième question posée sera la suivante : Depuis quand êtes-vous malade ? grâce à cette question, vous pouvez savoir si vous avez affaire à une maladie aiguë ou à une maladie chronique.

Avant de procéder à l'examen des organes, ne croyez pas perdre du temps en fouillant les antécédents pathologiques personnels du malade, en faisant préciser tous les détails, comme un juge d'instruction (1).

Le passé éclairera singulièrement le présent, et aussi l'avenir.

Cette règle est tout à fait générale. Si elle était suivie, combien d'erreurs elle éviterait !

Les antécédents héréditaires ne sont évidemment pas négligeables ; mais il y a des cas où rien ne pousse à les rechercher hâtivement. Ils peuvent donc être réservés.

Une fois bien établie la note signalétique concernant le sujet, inquiétez-vous des modalités du début de la

____

(1) Il ne faut pas se contenter de réponses peu précises. Ainsi quand un malade vous dit qu'il a eu à un moment donné la fièvre, interrogez-le sur les caractères de cette fièvre. Si c'était une fièvre d'origine paludéenne, il vous décrira, sur votre insistance, des accès plus ou moins francs, et vous serez fixés.

maladie actuelle (début brusque-lent-progressif), et vous en saurez assez pour être sur une piste.

Vous savez en tous cas, si vous êtes en présence d'une maladie aiguë, d'une maladie chronique, d'une poussée aiguë au cours d'une maladie chronique.

CHAPITRE PREMIER

Maladies fébriles aiguës sans localisation, forçant immédiatement l'attention.

A cette catégorie appartiennent le plupart des grandes maladies infectieuses.

Vous savez que le malade est atteint de fièvre depuis quelques jours ou au plus depuis quelques semaines. Vous savez également si avant cette maladie, il était bien portant, tout à fait bien portant, si la maladie a débuté brusquement, sans période prémonitoire.

Vous avez encore à demander si cette fièvre que vous constatez est continue, si, au contraire, elle baisse ou disparaît complètement à certaines heures ou à certains jours, s'il y a de véritables accès de fièvre.

Ces renseignements vous sont donnés d'une façon souvent plus précise par l'entourage du malade que par le malade lui-même.

I. *Fièvre typhoïde.* — On vous répond que la fièvre est continue, qu'elle ne baisse pas du tout, sauf un peu le matin.

Si la maladie a débuté insidieusement, après quelques

semaines de malaise, d'embarras gastrique, si la fièvre est continue, vous devez penser d'ores et déjà, à une maladie des plus fréquentes dans l'adolescence et même à tous les âges, à la fièvre typhoïde, et l'examen doit s'orienter de ce côté, sans oublier cependant que la maladie débute parfois, surtout dans les pays chauds, d'une manière brusque.

Alors vous interrogez le malade au point de vue des fonctions gastriques et intestinales, la diarrhée jaune-ocre succédant à la constipation des premiers jours, pouvant être un excellent signe, comme du reste le météorisme abdominal, le gargouillement dans la fosse iliaque droite, la tuméfaction modérée de la rate et du foie.

Les taches rosées pourront vous éclairer encore mieux ; mais elles peuvent manquer et ne persistent que pendant quelques jours.

Vous demanderez au malade ou à ses proches, s'il a de la céphalalgie, vous rappelant que la céphalalgie de la fièvre typhoïde, très vive au début, disparaît souvent après quelques jours.

L'insomnie avec agitation a une réelle valeur.

L'absence de sueurs est très importante à noter. Vous avez la certitude que vous êtes en présence d'un état typhique. Avant de pousser plus loin l'examen, songez à un signe capital, et pour en mesurer toute l'importance, prenez la température. Si avec une température élevée, 40° et au-delà par exemple, vous avez un pouls à 80, 90, 95, vous aurez presque fait le diagnostic de fièvre typhoïde sans avoir eu besoin d'auscultation et de percussion.

C'est que la discordance du pouls et de la température est un élément capital dans le diagnostic de la fièvre typhoïde. Ce signe a souvent servi pour reconnaître certaines formes tout à fait anormales.

Il permet d'éliminer quand il existe, la plupart des manifestations fébriles, prêtant à confusion (tuberculose aiguë, grippe, fièvre de Malte, pneumonie, fièvres éruptives avant l'éruption, paludisme, etc.)

L'examen de la bouche et du larynx pourra révéler l'existence d'ulcérations qui, atteignant le tissu lymphoïde sont l'analogue des ulcérations intestinales et sont spécifiques comme elles.

L'auscultation en cas de fièvre typhoïde vous fera constater un peu de bronchite généralisée, un peu de mollesse avec éréthisme du cœur, se traduisant par un premier bruit ondulé à la pointe, analogue à un bruit de galop.

L'urine contiendra généralement un peu d'albumine. Voilà ce qu'on doit rechercher quand on soupçonne la fièvre typhoïde. C'est ce qu'on appelle en pathologie des symptômes cardinaux.

II. *Typhus exanthématique ou pétéchial.* — Votre malade a été pris brusquement. La température s'est élevée en vingt-quatre heures à 40° ou 41°. L'état typhique est très prononcé, le délire souvent violent. La fréquence du pouls est en rapport avec l'élévation thermique. Les conjonctives sont injectées. Il y a de la constipation, au lieu de diarrhée.

Des taches, rubéoliques d'abord, puis pétéchiales, ecchymotiques, ne disparaissant pas sous le doigt comme les taches rosées, et persistant plus longtemps que celles-ci, emportent le diagnostic.

Vous penserez au typhus exanthématique, surtout avec l'appui de la notion épidémiologique — et vous n'oublierez pas que l'évolution — heureuse ou malheureuse du typhus, se règle en quinze jours au plus, au lieu que la fièvre typhoïde se prolonge au-delà de trois semaines.

III. *Grippe*. — Là, le début est moins brusque que dans le typhus, bien qu'il y ait beaucoup d'exceptions, notamment au cours des épidémies. Il y a généralement une période prodromique, caractérisée par du coryza, de la lassitude, une asthénie souvent très marquée, une fièvre assez irrégulière, de la céphalalgie sus-orbitaire et intra-oculaire, des sueurs plus ou moins abondantes, des signes bronchiques importants.

La grippe est une maladie essentiellement polymorphe ; en l'absence de coryza et de bronchite, la céphalalgie sus-orbitaire et parfois intra-oculaire, la faible durée de la période fébrile, avec une très longue durée de la convalescence, la notion épidémiologique pourront vous éclairer.

IV. *Granulie* (tuberculose aiguë). — Un état typhique plus ou moins marqué, une fièvre assez irrégulière, des sueurs copieuses, une dyspnée intense, un amaigrissement extrêmement rapide, des signes d'auscultation pulmonaire variables, manquant parfois, il est vrai, vous feront penser à la granulie, surtout s'il s'agit d'un malade ayant présenté autrefois des manifestations plus ou moins nettes de tuberculose (ganglions, abcès froids, arthrites).

V. *Fièvres éruptives.* — Toutes les fièvres éruptives peuvent avant l'éruption revêtir le masque de la fièvre typhoïde. Elles se montrent généralement à l'état d'épidémies.

On se rappellera que la variole débute brusquement avec une céphalalgie violente, de la rachialgie, des sueurs, des vomissements, du délire — que la scarlatine débutant d'une manière assez différente suivant les cas, se caractérise par l'apparition précoce d'une angine blanche, de vomissements « énormes » — que la rougeole s'annonce par un catarrhe oculo-nasal avec signes de bronchite généralisée, qu'elle présente d'ailleurs une fièvre moins élevée que les deux fièvres éruptives précédentes. Le catarrhe oculo-nasal avec injection conjonctivale de la rougeole peut en imposer pour du typhus, qui par contre revêt tout de suite une allure plus grave, fièvre plus intense, et cœur plus défaillant.

VI. *Fièvre méditerranéenne* (fièvre de Malte). — Il est bien difficile de distinguer la fièvre méditerranéenne de la fièvre typhoïde. On saura que dans cette fièvre spéciale à certaines contrées (rives de la Méditerranée, Malte), il n'y a pas de dissociation du pouls et de la température ; les sueurs sont abondantes, la constipation est de règle ; les douleurs articulaires erratiques sont constantes, l'état général est meilleur. Ajoutez à cela que l'évolution est très longue, beaucoup plus longue que celle de la fièvre typhoïde, puisqu'elle peut se prolonger pendant des mois avec des intervalles d'apyrexie durant quelques jours ou quelques semaines et des reprises d'élévation thermique. Cette maladie paraît se transmettre par le lait de chèvre, et plusieurs membres de la même famille sont souvent pris en même temps.

Elle a beaucoup d'analogies avec la fièvre typhoïde dite sudorale (Jaccoud). Le séro-diagnostic éberthien (Widal) et le séro-diagnostic mellitensis (Whright) sont souvent seuls capables de différencier cette pyrexie.

VII. *Paludisme.* — Le paludisme, en dehors d'accès francs avec les trois stades qui prêtent peu à confusion, peut se manifester sous la forme de fièvres remittentes ou mêmes continues. Le diagnostic est parfois impossible autrement que par l'examen du sang, d'autant mieux que la fièvre typhoïde peut s'associer à la malaria (typho-malaria).

Cependant, il est rare qu'à l'inverse de la fièvre typhoïde les fièvres rémittentes ou continues palustres ne s'accompagnent de sueurs abondantes. La tuméfaction de la rate est généralement plus prononcée dans la malaria que dans la fièvre typhoïde.

En outre, des symptômes de névralgie phrénique gauche apparaissent extrêmement fréquemment dans les manifestations fébriles du paludisme et constituent un élément important, quoique méconnu, de diagnostic différentiel. C'est rarement la névralgie phrénique nette ; mais c'est presque constamment l'existence de points phréniques (splénique, bouton phrénique de Guéneau de Mussy, sternaux, scalènes) qu'il faut rechercher. Ces points ne se montrent pas dans la fièvre typhoïde, mais seulement dans le paludisme. Ils apparaissent dans les accès de fièvre, disparaissent avec l'accès ou bien diminuent d'intensité au fur et à mesure qu'on s'éloigne de l'accès (1).

Ajoutez à cela que les fièvres continues palustres sont propres à certains pays et à certaines saisons (fièvres estivo-automnales).

1. — Au sujet de certains symptomes des maladies fébriles, sans localisation immédiatement apparente

A. Symptômes généraux.

La fièvre.

Dans la dolhiénentérie, la fièvre ne s'installe pas en général brusquement ; il y a une période ascendante, à laquelle font suite une période d'état, et une période de décroissance avec grandes oscillations (Wunderlich). Il y a parfois ascension brusque de la température,

(1) Voir sur cette notion clinique nouvelle ma communication à la Société médicale des hôpitaux de Paris (novembre 1897), la *thèse* de mon élève Claude (Montpellier, 1903), et mon livre sur le *Paludisme* (Paris, 1905).

particulièrement dans les pays chauds et dans la forme que M. Roger, d'un côté, et moi-même de l'autre, avons décrite sous le nom de forme hépatique. Parfois aussi, au cours de la maladie, surtout dans cette même forme hépatique, il y a des chutes thermiques brusques sans qu'il y ait d'hémorragie ou de perforation intestinale, ni de troubles cardiaques.

La fièvre persiste trois ou quatre semaines, parfois davantage, avec des rechutes en nombre variable.

Dans le typhus exanthématique, l'ascension est très brusque, la fièvre se maintient élevée pendant toute la durée de la maladie, à de rares exceptions près. La chute se fait vers le quatorzième ou quinzième jour, rapidement en vingt-quatre ou quarante-huit heures, et la convalescence commence immédiatement, sans rechutes.

Dans la grippe, la fièvre débute parfois brusquement, souvent progressivement et au bout de quelques jours, il y a une chute thermique, bientôt suivie d'une nouvelle élévation (Teissier). La défervescence est généralement rapide.

Dans la granulie, la fièvre est irrégulière. Le début peut être brusque ou progressif, et la durée est également variable (quelques jours à quelques mois). On disait autrefois que dans cette maladie la température était plus élevée le matin que le soir. C'est un signe bien illusoire.

Dans la variole, l'ascension thermique est brusque ; la température tombe avec l'éruption et reprend avec la suppuration.

Dans la scarlatine, il y a aussi début brusque, mais la durée de la fièvre est absolument variable, suivant les formes. Rien de plus irrégulier que la marche, l'évolution de la scarlatine.

Dans la rougeole, le début est progressif, et la fièvre cessant d'habitude avec l'éruption, peut se rallumer à l'occasion de foyers de broncho-pneumonie.

Dans la fièvre méditerranéenne, le début est généralement insidieux ; il y a comme dans la fièvre typhoïde une période traînante, moins longue cependant. La durée se prolonge pendant des mois, avec des périodes d'apyrexie et des reprises de fièvre. A noter les sueurs, la constipation, les douleurs articulaires. En l'absence de tares antérieures, le pronostic est bénin (mortalité, 2 p. 100).

Dans le paludisme même à forme continue, il y a souvent des accès ou des ébauches d'accès, sinon avec le frisson avant-coureur, du moins avec des transpirations. Il est nécessaire de prendre la température plusieurs fois en vingt-quatre heures, quelquefois toutes les heures.

Sous l'influence du traitement (quinine) la température baisse brusquement, alors que la quinine agit peu sur la fièvre de la dothiénentérie.

Le pouls.

La dissociation du pouls et de la température, quand elle existe, constitue une présomption puissante en faveur de la fièvre typhoïde, le pouls étant relativement lent dans cette maladie.

Pendant tout le cours de la maladie, le pouls se maintient régulier et suffisamment résistant, quoique la pression artérielle soit abaissée. Le dicrotisme n'est nulle part mieux marqué.

Le pouls change de caractère, en cas de complications cardiaques ; mais celles-ci n'apparaissent que vers la troisième semaine au plus tôt.

Ces complications cardiaques sont annoncées par des modifications des bruits du cœur (bruit de tabourka) à la base, et surtout par des signes d'œdème pulmonaire (râles à fines bulles, éclatant à la fin de l'inspiration) à la partie inférieure des poumons.

Donc, il faut toujours ausculter les poumons et leur base au cours d'une fièvre typhoïde. L'état du poumon nous renseignera sur l'état du cœur, et souvent l'apparition de ces râles aux bases annoncera la myocardite et même la mort subite par insuffisance cardiaque.

Le pouls devient petit, intermittent, inégal.

Dans le typhus exanthématique, le cœur et par suite le pouls lâcheront bien plus vite que dans la fièvre typhoïde.

Les typhiques meurent presque toujours par le cœur, à moins que ce soit par sidération du système nerveux et cela rapidement, en quelques jours, tandis que les typhoïdiques qui meurent par suite de complications cardiaques, ont lutté pendant plusieurs semaines.

Le pouls dans le typhus est toujours plus fréquent

que dans la fièvre typhoïde ; il n'y a pas de dissociation entre le pouls et la température.

Des complications cardiaques peuvent être à redouter chez les typhoïdiques, quand, dès le début, la dissociation du pouls et de la température manque, c'est-à-dire quand le pouls est très fréquent.

Dans la plupart des maladies, sauf en des circonstances spéciales, cette dissociation ne s'observe pas, si une localisation particulière (méninges, bulbe), ne vient pas en provoquer l'apparition, comme dans les méningites par exemple.

En dehors du typhus et de la fièvre typhoïde, et pour ne parler que des maladies précédemment visées, le cœur est menacé surtout dans la variole. La grippe peut présenter des complications cardiaques, par l'intermédiaire du système nerveux du cœur (ganglions cardiaques).

Les lésions valvulaires, c'est-à-dire les affections qu'on appelle communément les maladies du cœur, reconnaissent souvent à leur origine une des maladies fébriles précédentes, mais surtout la fièvre typhoïde, la variole, la scarlatine.

Le typhus se jette plutôt sur la fibre musculaire (myocardite) que sur les orifices ; mais les myocardites, dont le pronostic est immédiatement très grave, peuvent s'observer fréquemment dans la fièvre typhoïde (collapsus cardiaque, hypothermie dans ce cas), la variole, moins fréquemment dans les autres maladies.

Hémorragies.

Les hémorragies dans les maladies fébriles, qui comprennent la plus grande partie des maladies infectieuses, peuvent provenir de deux causes : 1° une cause locale, rupture de vaisseaux par un processus ulcératif, comme celui qui se poursuit dans la plaque de Peyer ; 2° une cause générale, production de toxines hémorragipares sous l'influence du processus infectieux, toxines qui ne sont pas détruites par le foie ou qui ne sont pas rejetées par le rein, parce que ces organes sont adultérés par l'infection. L'adultération hépatique paraît être à la base de toutes les grandes hémorragies des maladies infectieuses, bien plus que l'adultération rénale.

Pour la fièvre typhoïde, j'ai montré que les hémorragies intestinales ou autres étaient accompagnées d'une certaine augmentation du volume du foie, et que cet organe ne revenait à ses dimensions normales qu'avec la cessation de l'hémorragie.

Les hémorragies intestinales s'observent avec une grande fréquence dans la fièvre typhoïde. Elles confirment parfois un diagnostic incertain, en sorte que l'on a pu dire : « Toute hémorragie intestinale survenant au cours d'une fièvre continue, indique qu'on a affaire à une fièvre typhoïde. »

Quand les hémorragies sont très étendues, qu'elles

intéressent plusieurs organes, on dit qu'il s'agit de formes hémorragiques de la maladie. A ces formes appartiennent les fièvres malignes ou plutôt certaines d'entre elles, car il faut réserver le nom de fièvres malignes à celles qui, avec un début normal, changent brusquement d'allure, démasquent soudainement leurs batteries et évoluent dans le sens d'une aggravation insolide (1). Ces fièvres malignes (variole, rougeole, fièvre typhoide) sont souvent hémorragiques.

B. — Symptômes locaux ne forçant pas immédiatement l'attention.

Appareil respiratoire.

En dehors des complications plus ou moins fréquentes suivant les maladies, des symptômes du côté de l'appareil respiratoire sont communément notés et aident souvent au diagnostic.

Ainsi la bronchite typhoïdique fait partie du tableau symptomatique de la maladie.

Dans le typhus exanthématique, les signes du côté de l'appareil respiratoire sont inconstants.

Dans la grippe, la bronchite est de règle, et souvent aussi la broncho-pneumonie et ces pneumonies bâtardes,

(1) Voir la thèse de Degrenier. La variole maligne. (Montpellier, 1905.)

plus congestives qu'inflammatoires qu'on appelle pneumonies grippales.

Dans la granulie, si les signes d'auscultation sont souvent nuls, la dyspnée force l'attention, d'autant mieux qu'elle est en disproportion avec les phénomènes locaux.

Dans les fièvres éruptives, variole, scarlatine, l'appareil repiratoire est souvent indemne ; mais dans la rougeole, il y a toujours de la trachéite et de la bronchite plus ou moins marquées.

Dans la fièvre méditerranéenne, il y a parfois tellement de râles sibilants, ronflants et sous-crépitants dans les poumons, que l'on peut croire à l'existence d'une broncho-pneumonie.

Dans le paludisme, il est rare de ne pas constater, au moment des accès, des signes bronchitiques et pulmonaires, en relation avec la congestion momentanée de tous les viscères. Quand la maladie n'est pas invétérée, ces signes disparaissent avec l'accès pour réapparaître avec l'accès suivant. A la longue, ces signes persistent durant l'apyrexie et augmentent d'intensité à l'occasion des accès (1).

La pleurésie peut se présenter à titre de complication dans toutes ces maladies. Quelquefois, c'est un symptôme de début, égarant le diagnostic, comme dans le

(1) Crespin et Mailfert. Manifestations broncho-pulmonaires aiguës dans la malaria (*Arch. gén. de Méd.*, mars et avril 1901.) et thèse de Mailfert. (Lyon, 1902).

pleuro-typhus. La pleurésie de la fièvre typhoïde est assez souvent hémorragique.

Appareil digestif.

Langue. — Il ne faut pas attacher trop d'importance à l'aspect de la langue, comme élément de diagnostic. Il n'y a pas une langue spéciale pour chaque maladie. Son aspect est en rapport avec l'état gastrique et avec l'état fébrile.

La langue qu'on appelait « typhique » est sèche, racornie, recouverte d'un enduit noirâtre, hémorragique, tellement dure parfois qu'on a pu la comparer à une langue de perroquet. Ces caractères sont en rapport avec l'intensité de l'infection, et un traitement approprié, les bains froids par exemple, a vite fait de rendre la langue humide, tout en la laissant recouverte d'un léger enduit blanchâtre, indice d'un embarras gastrique, qui ne manque guère dans les maladies infectieuses et qui existe surtout dans la fièvre typhoïde, la grippe, le paludisme aigu. Il est moins marqué dans la fièvre de Malte. La langue porcelainée de la grippe n'est pas non plus pathognomonique.

En ouvrant la bouche d'un malade fébrile, on décèle souvent la cause de la fièvre, alors que les autres symptômes nous laissent dans l'indécision.

Les ulcérations de la fièvre typhoïde, siègeant sur la

muqueuse des lèvres ou sur les piliers nous sont déjà connues.

Pour les fièvres éruptives, l'examen de la bouche, du voile du palais, du pharynx est d'une utilité incontestable.

Dans la variole, l'éruption est plus précoce et marche plus vite sur le voile du palais, que sur la peau. J'ai plusieurs fois fait le diagnostic de variole alors qu'il y avait absence totale d'éruption cutanée, et que sur le voile ou les piliers, on distinguait quelques vésicules brillantes, lesquelles se pustulisent rapidement.

Dans la scarlatine, l'énanthème est également précoce ; il est caractérisé par une rougeur uniforme avec un léger pointillé plus foncé ; il est du reste accompagné d'une amygdalite blanche, de nature streptococcique.

Dans la rougeole, on découvre des papules sur le voile et les piliers, 24 ou 30 heures avant l'éruption cutanée, et les vomissements sont en général signes méritant peu l'attention, tellement ils sont banals, reconnaissant pour cause l'embarras gastrique.

Cependant ils existent avec une fréquence et une intensité remarquable dans la variole et la scarlatine, cela dès le début.

Il y a des accès paludéens qui se signalent par des vomissements incœrcibles disparaissant comme par enchantement avec l'accès.

Dans la fièvre typhoïde, les vomissements sont rares dans les formes habituelles. Dans la forme hépatique, dont le début est brusque, ils marquent ce début, à tel point que l'on s'imagine avoir affaire à un cas d'empoisonnement. La convalescence de la fièvre typhoïde est parfois traversée par des crises d'intolérance stomacale et de vomissements, qui mettent la vie du malade en danger. Là encore, il y a vraisemblablement adultération hépatique.

Du côté de l'intestin, on observe soit de la diarrhée, soit de la constipation. Rarement les selles sont normales.

Diarrhée dans la fièvre typhoïde, la grippe, le paludisme, la rougeole, constipation dans le typhus, la variole, la fièvre méditerranéenne, mais avec de fréquentes exceptions.

Vomissements, constipation, élévation thermique, douleurs dans le côté droit de l'abdomen, peuvent dans une fièvre typhoïde, faire croire à une crise d'appendicite, alors qu'il s'agit souvent d'un peu de congestion hépatique, accompagnée d'un certain degré de météorisme. La palpation méthodique du ventre mettra sur la voie du diagnostic, en permettant de préciser le siège exact de la douleur (point de Mac Burney).

Avant toute apparition de papules muqueuses, la rougeur spéciale avec pointillé du voile du palais constitue un bon signe de début de la rougeole (Comby).

Foie.

Dans toutes ces maladies, le foie est atteint, à des degrés différents, suivant la maladie et la forme de la maladie.

Aussi faut-il rechercher toujours les signes d'insuffisance hépatique, mais bien plutôt pour établir le pronostic que le diagnostic. D'ailleurs, la plupart des signes
d'insuffisance hépatique ne peuvent s'établir qu'à l'aide
de recherches de l'aboratoire (urobilinurie, indicanurie, etc.).

Ce qui appartient à la clinique, e'est la mensuration
de l'organe. Il faut s'en préoccuper dans toutes les
maladies infectieuses, particulièrement dans le paludisme et la fièvre typhoïde.

J'ai pu dire que dans le paludisme, le foie réglait le
pronostic de la maladie, et je pourrais appliquer la
même formule à la fièvre typhoïde.

Les cas de paludisme dans lesquels le foie n'augmente
pas de volume, n'est pas douloureux, dans lesquels
il n'y a pas de symptômes d'insuffisance hépatique,
paraissent être les plus curables, quels que soient les
symptômes spléniques.

Dans la fièvre typhoïde, les variations de volume du
foie sont en rapport avec les incidents de l'infection.
J'en ai déjà parlé à propos des hémorragies ; j'en par-
lerai encore à propos des rechutes ; et d'autres symp-
ômes, tels que délire, vomissements répétés, diarrhée
intense, s'accompagnent fréquemment d'une augmentation de volume du foie.

L'ictère s'observe dans les maladies précédentes,
tantôt comme phénomène banal et sans importance
(paludisme) tantôt comme symptôme des plus sérieux,
car il mérite alors souvent le nom d'ictère grave, ce qui
veut dire défaillance complète du foie. C'est dans ces

cas que l'on peut dire parfois qu'il y a ictère grave sans ictère. La cellule hépatique frappée à mort, peut traduire son amoindrissement autrement que par l'ictère.

Rate.

Le tuméfaction de la rate fait partie du syndrome infectieux ordinaire.

Mais cette tuméfaction attire l'attention surtout dans la fièvre typhoïde, la fièvre méditerranéenne, le paludisme.

La rate est légèrement augmentée de volume dans la fièvre typhoïde, un peu plus développée dans la fièvre méditerranéenne, enfin notablement hypertrophiée dans le paludisme, surtout après un certain nombre d'accès.

Dans les autres maladies (typhus, grippe, granulie, fièvres éruptives), elle est en quelque sorte la signature de l'infection, mais n'est pas un signe aussi important en faveur de telle ou telle infection.

Appareil urinaire. — Albuminurie.

La souffrance des reins peut se traduire par de la rachialgie, comme dans la variole, où ce symptôme a une grosse importance, mais indique également un certain degré de congestion de la moelle lombaire.

Mais le signe qui renseigne le plus habituellement le clinicien sur l'état des reins, c'est la constatation de l'albuminurie. Les autres modes d'exploration, qui rendent de grands services, ne sont pas encore à la portée de tous (bleu de méthylène, cryoscopie) ; cependant la perméabilité rénale recherchée à l'aide du bleu de méthylène me paraîtrait devoir être introduite dans la pratique courante.

Il y a de l'albumine dans les urines de presque tous les sujets atteints de maladies infectieuses. Mais dans certaines d'entre elles, l'albuminurie est un symptôme capital. Elle est habituelle dans la fièvre typhoïde, le typhus, la scarlatine.

Mais il faut distinguer deux sortes d'albuminurie. L'une s'observe au début de la maladie infectieuse, et ne paraît pas être symptomatique de néphrite ; c'est l'albuminurie dyscrasique ou fébrile. Le chiffre de l'albumine est généralement bas, mais peut cependant être élevé, sans que le pronostic s'aggrave forcément.

L'autre qui s'observe au déclin ou dans la convalescence de la maladie. Elle est alors l'indice d'une néphrite. C'est la complication la plus à craindre de la scarlatine, parce qu'elle se développe insidieusement, et nécessite un traitement prolongé, quelquefois sans résultats. La néphrite de la scarlatine s'accompagne souvent d'œdèmes plus ou moins généralisés.

On connaît aussi des néphrites typhoïdiques et grippales. Par contre, le paludisme qui se jette avec tant de prédilection sur le foie ne paraît atteindre le rein que dans de rares circonstances.

Les modifications de la quantité des urines importent beaucoup au praticien. Dans le cours de la maladie, il y a d'habitude oligurie, alors qu'au moment de la défervescence, il y a de la polyurie, considérée comme un des phénomènes essentiels de la crise infectieuse, le rein laissant passer à un moment donné le torrent des poisons qui encombraient l'organisme.

Système nerveux.

Les troubles du système nerveux s'observent dans chacune des maladies précédentes. Les formes qu'on dénomme fièvres ataxiques, ataxo-adynamiques, sont celles dans lesquelles le système nerveux est particulièrement touché. Il y a alors un délire violent ou une stupeur très prononcée, des phénomènes de carphologie, de jactitation, etc.

L'influence du système nerveux se fait sentir aussi d'une manière moins solennelle. Ainsi dans certaines maladies, dans la variole par exemple, on observe parfois une dyspnée intense, sans signes d'auscultation ; c'est de la dyspnée *sine materia,* probablement due à l'intoxication du nerf pneumogastrique par les toxines de l'agent infectieux.

Le frisson de l'accès palustre est sous la dépendance du système nerveux : il y a vaso-constriction périphérique et vaso-dilatation centrale.

Des réflexes peuvent entrer en jeu à certains moments et compliquer singulièrement l'infection. La mort subite dans les fièvres est attribuable d'après beaucoup à un réflexe allant inhiber le pneumogastrique et les ganglions nerveux du cœur. D'après d'autres, la mort subite de la fièvre typhoïde serait plutôt due à une myocardite plus ou moins latente ; mais il semble bien que dans les cas d'issue fatale par myocardite, il y a simplement mort rapide, en quelques minutes, tandis que dans les cas de mort par réflexe, le dénouement se fait instantanément, en quelques secondes.

Parfois, au cours des maladies fébriles, notamment chez les enfants, on note un ensemble de signes qui peuvent faire croire à l'apparition d'une méningite. Le trépied méningitique : céphalalgie, vomissements, constipation, existe dans ces cas là ; mais il est rare de constater les signes indiquant plus particulièrement l'irritation des méninges, comme le signe de Kernig, les troubles oculo-pupillaires, la raie méningitique, les troubles du côté de la respiration et du pouls. Ce qui dissipe les doutes, c'est seulement parfois l'examen du liquide céphalo-rachidien, qui dans les cas de méningisme, est normal, comme aspect et comme composition.

En ce qui concerne encore les enfants, on doit savoir que toutes les maladies fébriles sont susceptibles de débuter chez eux par des convulsions, alors que le délire est rare et est l'indice d'une hérédité névropathique chargée. Les convulsions sont donc souvent chez les enfants un phénomène banal, n'impliquant pas une lésion cérébrale ou méningée, mais annonçant simplement l'apparition d'une maladie infectieuse quelconque. Il ne faut donc pas dire méningite, à chaque fois que l'on est appelé pour des convulsions infantiles, et ne pas se laisser suggestionner par l'entourage, qui, devant ces symptômes, croit volontiers à la méningite.

Le délire est *un phénomène* des plus communs dans les maladies fébriles ; mais on admet couramment qu'il est influencé sinon conditionné par l'état névropathique antérieur. Il affecte toutes les formes et fait croire parfois à l'éclosion d'un accès de maladie mentale, manie aiguë par exemple, alors qu'il s'agit d'une fièvre typhoïde, d'une variole commençante. Les tares hépatiques antérieures influent sur le développement du délire dans les maladies aiguës, et Roger l'a montré notamment pour l'érysipèle qui s'accompagne de délire surtout chez les sujets à gros foie (alcooliques). J'ai pu constater aussi que l'apparition d'un délire violent dans la fièvre typhoïde ou l'érysipèle coïncidait avec la tuméfaction de la glande hépatique, qui revenait à ses dimensions normales, une fois les phénomènes délirants disparus.

II — RECHUTES ET CONVALESCENCE.

La plupart des maladies précédentes présentent des rechutes, qu'il ne faut pas confondre avec les récidives.

Une rechute ne suppose pas une infection nouvelle ; c'est la reprise du processus infectieux qui paraissait enrayé. Dans la récidive au contraire, il y a infection nouvelle, souvent à longue distance.

Mais si les rechutes peuvent s'observer dans toutes les maladies décrites plus haut, il n'en est pas moins vrai qu'elles sont plus fréquentes dans certaines d'entre elles.

La rechute est commune dans la fièvre typhoïde, surtout chez les enfants, et n'implique pas forcément un caractère de gravité. Elle est souvent unique, mais peut être double et même triple.

La rechute est exceptionnelle dans le typhus exanthématique.

La grippe se signale par de nombreuses rechutes, qui prolongent indéfiniment la maladie, parfois pendant tout un hiver. Nous avons déjà dit que la fièvre tombait au bout de quelques jours pour reparaître presqu'aussitôt, formant un tracé dont la ligne supérieure est coupée par une encoche profonde ; dans le cours de la maladie, il peut y avoir plusieurs encoches, indiquant une chute thermique suivie d'une élévation nouvelle de la température.

Dans la granulie, il n'y a pas de rechute.

Dans les fièvres éruptives, il y en a parfois, mais bien rarement.

Dans la fièvre méditerranéenne, les rechutes, plus nombreuses que partout ailleurs, sont une des caractéristiques de la maladie.

Le paludisme présente-t-il des rechutes ? Oui, mais

chaque nouvel accès ne constitue pas une rechute. Il est dans la nature de la maladie de se traduire par des accès intermittents qui ne sauraient être assimilés à des rechutes. Au contraire, il y a rechute, quand depuis quelque temps, les parasites paraissaient privés de vitalité et se réveillant soudain, provoquent de nouveaux accès assez éloignés des précédents. On voit que la distinction est difficile à faire cliniquement, mais qu'elle a une importance plus théorique que pratique.

Quoiqu'il en soit, la rechute étant la reprise de la maladie, on doit trouver dans la rechute les mêmes caractères spécifiques propres à la maladie elle-même.

Mais on s'aperçoit vite que le langage courant englobe sous le nom de rechutes des manifestations morbides absolument privées de ces caractères spécifiques ; dès lors il conviendrait d'appeler ces manifestations, fausses rechutes, par opposition aux vraies rechutes, dont la nature spécifique est certaine.

Ainsi pour la fièvre typhoïde, il y a souvent au bout de quelques jours d'apyrexie, de calme complet, une nouvelle ascension thermique. S'agit-il toujours de rechutes? non. Il peut s'agir d'une infection secondaire, d'une suppuration cachée par exemple ; il peut s'agir d'une indigestion, d'un trouble passager quelconque, aussi d'une péritonite, suivie de perforation intestinale, en cas d'alimentation solide prématurée.

Il s'agira d'une vraie rechute quand le tableau clinique de la maladie sera reproduit, et ce sera vraiment une vraie rechute, si l'on trouve une grande caractéristique clinique, comme les taches rosées, une grande caractéristique anatomique comme une nouvelle éruption de plaques de Peyer.

Dans la rechute de la fièvre typhoïde, l'ascension thermique est brusque ou rapide, en 24 ou 36 heures. La diarrhée reparaît avec tuméfaction de la rate. Au bout de quelques jours, 10 ou 12 jours, quelquefois davantage, la température baisse assez rapidement. S'il y a des taches rosées, le diagnostic s'impose.

J'ai montré que la rechute de la fièvre typhoïde s'accompagnait presque constamment de tuméfaction du foie, avec douleur à la pression de cet organe, et un certain nombre de symptômes d'insuffisance hépatique. J'ai pu distinguer des rechutes vraies de type hépatique et des rechutes fausses également de type hépatique.

Les premières diffèrent des secondes, en ce qu'elles laissent apparaître, sous des symptômes analogues, la spécificité des manifestations morbides, soit qu'il y ait des taches rosées, soit que le tableau clinique de la maladie soit réalisé dans ses grands traits.

La persistance de la tuméfaction du foie dans l'apyrexie — les tares hépatiques antérieures étant éliminées bien entendu — peut permettre de prévoir la rechute (vraie ou fausse).

Ces considérations sont surtout importantes, quand il s'agit de formes hépatiques, rares dans les pays tempérés, mais assez fréquentes (un tiers des cas) dans les pays chauds.

Convalescence. — A quel moment la convalescence s'établit-elle ? Cette notion est surtout importante dans deux maladies, la fièvre typhoïde et la scarlatine, parce qu'il n'est pas indifférent de reprendre l'alimentation normale chez les malades de cette catégorie.

Pour la fièvre typhoïde, Hanot avait établi qu'on pouvait reprendre l'alimentation normale quand ces trois signes se trouvaient réunis : polyurie, pouls revenu à sa fréquence normale (70), hypothermie, c'est-à-dire température descendue au-dessous de 37 degrés.

J'ai eu l'occasion de vérifier cette règle, qui souffre peu d'exceptions. J'ai l'habitude d'ajouter à ces trois signes : retour du foie à ses dimensions normales, pour les cas où il y avait hypertrophie.

En suivant cette règle, on évitera des déboires provenant de l'alimentation prématurée.

Un phénomène important à noter, c'est le ralentissement considérable du pouls dans la convalescence des infections. Le pouls tombe à 60, 50 et plus bas encore sans qu'il y ait là l'indice d'un état pathologique.

Un tel ralentissement du pouls est au contraire une preuve en faveur de l'établissement de la convalescence.

CHAPITRE II

Maladies fébriles avec localisation
forçant immédiatement l'attention.

Quelquefois par l'interrogatoire seul, vous avez l'attention attirée sur une partie du corps, qui paraît être le siège principal du mal. Par exemple, avec une fièvre élevée, le malade se plaint de tousser, de suffoquer depuis quelques jours, après un début brusque. Il accuse un violent point de côté. Vous penserez à une pneumonie. Si, au contraire, il se plaint de tousser depuis plusieurs mois avec de la fièvre tous les jours, vous penserez à la tuberculose pulmonaire.

Mais souvent l'interrogatoire ne donne rien, soit que le malade ne puisse répondre, soit qu'il réponde d'une manière trop vague.

A l'inverse des maladies fébriles précédentes, il y a une localisation qu'il faut interpréter et le diagnostic en est naturellement plus facile, l'interprétatation est moins sujette à erreur, si l'examen a été conduit méthodiquement, si la localisation a été dépistée en un mot, avec ses caractères.

Disons tout d'abord que nous suivons l'usage établi pour donner le nom de « maladie » à des localisations morbides, qui ne sont que des lésions. Ainsi, la pneumonie, la pleurésie ne sont que des localisations d'une maladie générale, pneumonie, streptococcie, tuberculose, etc. ; mais tout en ne perdant pas de vue cette notion de pathologie générale, il est bon pour les besoins de la clinique, de conserver les dénominations usuelles.

A. — Localisation du côté de l'appareil respiratoire.

Larynx. — Il y a de la fièvre.... des troubles de la voix, de la toux, des troubles respiratoires (dyspnée) parfois.

Il peut s'agir d'une laryngite banale, due au refroidissement ou bien symptomatique de la grippe. La fièvre est peu élevée dans ces cas, et l'état général est bon. Chez l'enfant, la suffocation peut être intense dans toutes les laryngites, et constitue parfois le syndrome « laryngite striduleuse » qui surprend l'enfant en pleine santé, et disparait rapidement. Dans ce cas, la fièvre est modérée, si elle existe.

Bien différente est la laryngite diphtéritique ou croup. Si les accès de suffocation se montrent, c'est seulement après une période de malaise général, de fièvre peu intense ; une angine blanche a précédé généralement la laryngite, sauf dans les cas de croup d'emblée, assez fréquents chez les enfants, surtout à la suite de la rougeole.

La suffocation procédant d'abord par accès devient continue, si le traitement ne vient l'enrayer (sérum, tubage, trachéotomie).

Bronches. — La bronchite accompagne beaucoup de maladies (variole, rougeole, fièvre typhoïde, grippe, diphtérie en cas d'envahissement des bronches par les fausses-membranes). Ce qu'on appelle la bronchite *a frigore* est peut-être toujours de cause grippale. Elle se caractérise par une fièvre légère, de la toux, sèche au début, grasse ensuite, avec expectoration muqueuse, des râles sibilants et ronflants généralisés, prédominant aux bases.

Il faut se méfier si les râles de bronchite prédominent au sommet. Ces bronchites là, surtout si elles apparaissent à plusieurs reprises, indiquent souvent un début de tuberculose.

Chez les enfants, l'inflammation des fines extrémités bronchiques cause la bronchite capillaire, susceptible d'enlever le petit malade par suffocation ; l'enfant au-dessous de cinq ans n'expectore pas, et les produits des sécrétions bronchiques en s'accumulant obstruent l'appareil respiratoire tout entier.

Poumon. — Le malade a été pris brusquement d'un grand frisson, d'une fièvre intense, d'un point de côté violent, et il s'est mis au lit, en proie à un délire plus ou moins marqué, très marqué en cas d'alcoolisme.

Vous percutez, et vous trouvez de la submatité ou de la matité ; vous palpez, et vous trouvez de l'exagération des vibrations ; vous auscultez et vous trouvez des râles crépitants fins, avec du souffle tubaire, au deuxième, troisième ou quatrième jour de la maladie. Ajoutez l'expectoration de crachats rouillés et visqueux. En quelques jours (8 ou 9 ou 10 jours) la résolution survient, sous forme de crise (chute thermique, polyurie, sudation abondante), crise précédée la veille d'un malaise plus grand qu'auparavant, aussi parfois d'une élévation thermique inaccoutumée.

C'est le tableau classique de la pneumonie ; le diagnostic est très facile ; mais il n'en est pas toujours de même.

Il y a des cas d'abord où vous ne savez pas si, vous avez affaire à une congestion pulmonaire ou à une pneumonie. Tous les symptômes de la pneumonie sont atténués dans la congestion. Il y a un peu de submatité ; il n'y a pas d'exagération des vibrations ; les râles ont plutôt le caractère de râles sibilants et ronflants ; le souffle tubaire n'existe pas, et les crachats qui peuvent être légèrement hémoptoiques, ne présentent pas les caractères des crachats rouillés. Mais la distinction est souvent très difficile, ce qui s'explique facilement, quand on sait que la congestion pulmonaire est la plupart du temps comme la pneumonie une des manifestations de la pneumococcie, mais d'une pneumococcie atténuée.

La congestion pulmonaire est généralement plus bénigne que la pneumonie, a une durée moins longue ;

mais elle peut revêtir un caractère de haute gravité, quand elle atteint un organisme taré, et aussi quand elle envahit les deux poumons sur une grande étendue.

La fluxion de poitrine (Dieulafoy) est probablement une variété de congestion se jetant à la fois sur le poumon, la plèvre, la paroi thoracique (pleurodynie).

La spléno-pneumonie est une congestion pulmonaire dont les signes physiques rappellent tout à fait ceux de la pleurésie (souffle, matité, disparition des vibrations). La durée en est moins longue, exception faite de certaines spléno-pneumonies prolongées (2 ou 3 mois) ; le pronostic est bénin, exception faite des spléno-pneumonies qui accompagnent parfois la tuberculose pulmonaire.

Le diagnostic avec la pleurésie est très difficile. Il faut recourir en cas de besoin, à une ponction exploratrice. Quand la spléno-pneumonie siège à gauche, on saura que l'espace de Traube est sonore, que la pointe du cœur n'est pas déviée.

La pneumonie ne se présente pas toujours avec les caractères aussi tranchés que ceux indiqués. Sa physionomie clinique se modifie suivant le sujet, son âge, ses maladies antérieures, suivant la virulence du microbe causal et de ses associations.

La pneumonie grippale est une pneumonie bâtarde, passant facilement de la base au sommet, d'un côté à l'autre, s'accompagnant d'adynamie et affectant une marche plus longue, avec souvent des rechutes.

La pneumonie des vieillards, des alcooliques, siège ordinairement au sommet et revêt une gravité exceptionnelle. Elle se signale par l'indigence des signes habituels de la pneumonie. Un vieillard qui a un peu de fièvre, une langue très sèche, avec un mauvais état général, porte souvent un foyer d'hépatisation que ne décèle pas l'auscultation.

D'autre part, dans les cas de pneumonie centrale, les signes fonctionnels existent, mais l'auscultation et la percussion ne fournissent aucun renseignement, tant que les parties périphériques sont indemnes.

Une fois reconnu le bloc d'hépatisation pulmonaire, qui constitue la pneumonie, il faut examiner tous les organes pour compléter le diagnostic et asseoir le pronostic.

Chez un sujet qui n'est affaibli ni par l'âge, ni par une détérioration organique quelconque, la constatation d'un bloc pneumonique limité à un lobe (pneumonie lobaire) n'est pas inquiétante. Mais, dans les poumons eux-mêmes en cas de congestion intense autour du bloc et dans l'autre poumon, le danger est réel, nécessitant la saignée.

Les altérations du foie ne doivent pas non plus être négligées. Il faut les rechercher avec soin. S'il y a souvent au cours de la pneumonie un ictère bénin, les phénomènes d'ictère grave peuvent aussi se développer et entraîner la mort du malade.

Les complications méningées sont fréquentes, la méningite cérébro-spinale par exemple, due à la migration du pneumocoque avec ou sans endocardite.

Broncho-pneumonies. — Lésions plus diffuses, constituées par de la congestion, de l'hépatisation en plusieurs points ou nodules, lésions qui se traduisent par des signes excessivement variables d'un jour à l'autre, à l'inverse de ce qui se passe dans la pneumonie, où les signes sont fixes. C'est que l'inflammation passe facilement d'un nodule à un autre.

A noter que les râles sibilants et ronflants, résultat de l'inflammation des bronches, sont quelquefois tellement prédominants, qu'ils masquent les sous-crépitants, et les crépitants, indice de l'extension du processus morbide aux alvéoles. Il ne faut pas se hâter de dire bronchite aiguë dans ces cas, et il faut se souvenir que dans les broncho-pneumonies, la fièvre est toujours beaucoup plus élevée que dans les bronchites.

On peut rencontrer la broncho-pneumonie dans toutes les fièvres éruptives ou autres ; mais souvent aussi ce syndrome paraît primitif, dû alors vraisemblablement à un état grippal.

Chez les enfants, la broncho-pneumonie sévit souvent à l'état épidémique et s'accompagne d'une grande mortalité.

Pleurésie. — La pneumonie est assez fréquemment accompagnée d'un épanchement plus ou moins important (pleurésie parapneumonique), qui disparaît *sponte suâ* et rapidement dans la plupart des cas. L'épanchement peut empêcher la pneumonie de se révéler par les signes physiques classiques.

La pleurésie séro-fibrineuse est le plus souvent, pour ne pas dire toujours de nature tuberculeuse.

Matité plus grande que dans la pneumonie, diminution ou abolition des vibrations, souffle doux, diminution ou abolition du murmure vésiculaire, égophonie, pectoriloquie aphone, tels sont ses signes habituels. La fièvre est en général peu intense. Quand l'épanchement se résorbe, l'égophonie et le souffle disparaissent pour faire place à des frottements que l'on peut confondre avec les râles sous-crépitants de retour de la pneumonie et qui s'en distinguent par leur fixité, lors même que l'on fait tousser le malade.

Dans les épanchements moyens, on provoque par la percussion du skodisme sous la clavicule, et c'est alors qu'il peut être intéressant de se rendre compte de l'état du poumon. Les schémas de Grancher aident à cette constatation. Ils sont au nombre de trois :

S + V + R + Congestion simple, suppléance.

S + V — R — Compression, œdème pulmonaire.

S + V + R — Congestion tuberculeuse.

On peut donc à coup sûr reconnaître si le sommet du poumon est atteint ou non de lésions tuberculeuses.

Dans les pleurésies, l'épanchement devient un danger par la pression qu'il exerce sur les organes voisins, en particulier sur le cœur. Aussi faut-il noter les déviations du cœur quand il s'agit d'une pleurésie gauche. Il faut également s'assurer si l'espace de Traube est ou non sonore. L'espace de Traube est un espace semilunaire limité en haut et en dehors par une ligne allant de l'insertion du sixième cartilage costal aux fausses côtes, en bas et en dedans par le rebord costal, en dedans par le bord gauche du sternum (partie inférieure) ; en cas d'épanchement abondant, l'estomac est refoulé, et au lieu du tympanisme habituel de la région, on obtient un son mat à la percussion. Si la pointe bat à droite du sternum, il s'agit d'un épanchement abondant, nécessitant une ponction d'urgence. Dans les pneumonies droites, l'abaissement du foie donne également une bonne indication à cet égard.

Le liquide de l'épanchement peut-être séro-fibrineux, hémorragique, purulent.

Les pleurésies séro-fibrineuses ou purulentes sont les seules franchement aiguës. Le pus peut être du à plusieurs variétés de microbes, et l'espèce parasitaire sert de guide pour le pronostic et le traitement.

Les pleurésies purulentes à pneumocoques sont les plus bénignes et peuvent guérir par simple ponction. Les pleurésies à streptocoques, à staphylocoques le sont moins, et souvent il faut avoir recours à des incisions pleurales, suivies ou non de lavages.

Tuberculose. — En tant qu'elle s'accompagne de fièvre et qu'elle se jette sur l'appareil respiratoire, la tuberculose peut être rapprochée des maladies précédentes, et de fait, elle est souvent méconnue, ou bien une pneumonie, une broncho-pneumonie un peu traînantes, en imposent pour des manifestations tuberculeuses.

La fièvre manque rarement au début de la tuberculose, mais il faut la rechercher. Si elle est de courte durée, quelques heures par exemple, elle n'entrave guère la nutrition, laissant l'appétit intact, et elle passe inaperçue. Il y a beaucoup de tuberculeux qui se promènent toute la journée, et sont très surpris de constater quand le soir ils prennent leur température, que le thermomètre indique 39° ou même 40°.

C'est à propos de la tuberculose que les antécédents personnels et familiaux du malade doivent être recherchés avec soin. En ce qui concerne l'étiologie de la maladie, on a à l'heure actuelle des tendances à admettre une opinion mixte, entre ceux qui proclament l'importance exclusive de la contagion et ceux qui tiennent pour démontrée l'influence primordiale de l'hérédité. Il est donc nécessaire de savoir si le tuberculeux a été en situation de se contaminer auprès d'autres malades, et si dans sa famille, il y a eu des cas certains ou suspects.

La tuberculose peut atteindre toutes les parties de l'appareil respiratoire : larynx, trachées, bronches, poumons, plèvres. Mais elle affecte souvent une marche chronique ; mais chronique ou aiguë, elle nous intéresse à cette place même, parce que même au cours de cette évolution chronique, elle s'accompagne de poussières aiguës, fébriles, qui la font confondre avec les maladies dont nous venons de parler.

Elle peut-être confondue, avec la grippe, la pneumonie, la broncho-pneumonie. Quant à la pleurésie séro-fibrineuse, elle est une des formes de la tuberculose, par conséquent au point de vue étiologique, elle ne saurait s'en distinguer. La tuberculose peut aussi être simulée par le paludisme, dont les déterminations respiratoires sont maintenant bien connues.

Le tableau concernant le diagnostic précoce de la tuberculose énumère les différents signes qui peuvent servir à établir ce diagnostic. Au point de vue de l'auscultation, il faut absolument adopter les règles de Grancher, et rechercher l'inspiration anormale permanente et localisée à un des sommets du poumon, l'inspiration pouvant être ou plus faible ou plus rude ou plus basse ou plus saccadée. En réalité elle est rude et basse surtout, faible souvent. Au cas où tout un poumon respirerait mal, on pourrait songer à de l'adénopathie bronchique, comprimant une grosse bronche. C'est ainsi que se caractérise la première étape de la tuberculose, selon Grancher.

L'augmentation des vibrations vocales caractérisera la seconde étape, et c'est dans une troisième étape seulement, à rapprocher du premier degré des classiques, que l'on verra apparaître des signes plus gros, tels que des craquements, et à ce moment là seulement, c'est-à-dire trop tard pour le traitement, des bacilles pourront être décelés dans les crachats.

En matière de diagnostic dans la tuberculose pulmonaire, il faut, en dehors des considérations sur les antécédents, la durée de la maladie, sa marche, s'attacher à la localisation des lésions. Le diagnostic devient épineux, quand des maladies comme la grippe, la pneumonie, la broncho-pneumonie se sont localisées aux sommets, et quand le malade ne peut répondre clairement, soit pour une raison soit pour une autre.

On est par exemple appelé auprès d'un malade, souffrant depuis deux ou trois mois (on ne sait pas exactement) et l'on constate chez lui, avec un état général précaire, de la matité, de l'exagération des vibrations,

des gargouillements à un sommet. Vous pouvez dire
« caverne tuberculeuse » et vous tromper grossièrement surtout si vous annoncez à la famille le décès
prochain du malade. Il est possible que dans quinze
jours, le condamné soit debout, mangeant à ravir, et
engraissant à vue d'œil, alors qu'à l'auscultation, vous
n'entendez plus rien du tout. Que s'est-il passé ? Ce
malade a pu avoir depuis quelques mois une broncho-
pneumonie grippale, qui s'est caractérisée par de la
fièvre, de l'amaigrissement, et anatomiquement par des
nodules pulmonaires appréciables (auscultation : rales,
souffles, exagération des vibrations). On vous appelle,
au moment où il n'y a plus guère qu'un nodule, lequel
est situé malencontreusement au sommet des poumons.
Cette localisation a pu vous impressionner, et ces cas
là sont nombreux. Sans doute vous aurez le devoir
d'employer tous les moyens de recherche à votre ser-
vice, notamment l'examen bactériologique des crachats ;
mais en ce qui touche le diagnostic immédiat réclamé
par la famille, par l'entourage, tenez-vous sur la
réserve.

Du reste la tuberculose dans sa forme aiguë peut
évoluer d'emblée comme une broncho-pneumonie simple, et la différenciation se fera par les irrégularités de
la fièvre, le dépérissement rapide, la notion des antécédents. Dans bien des cas, l'examen des crachats seul
sera capable de trancher la difficulté.

Une autre erreur très fréquente celle-là également,
consiste à prendre pour preuves de tuberculose pulmonaire, les symptômes et les signes relevant d'un kyste

hydatique du poumon. Cette dernière affection n'est pas toujours apyrétique, tant s'en faut, et ce n'est pas sans raison qu'elle mérite le nom de « phtisie hydatique ». Dans beaucoup de circonstances, on ne peut faire un diagnostic ferme ; mais il est bon de penser à l'éventualité que nous signalons, pour ne pas être forcé d'avouer son erreur, seulement le jour où les hydatides ont fait irruption dans la trachée et sont rejetés par des vomissements. Vous penserez à la phtisie hydatique, surtout quand l'état général vous semblera meilleur que ne le comporteraient les lésions pulmonaires. On doit toujours tenir grand compte de cette disproportion des signes physiques et des signes fonctionnels. C'est dans l'appréciation de telles nuances que l'on reconnaît le bon clinicien.

La tuberculose peut envahir un poumon d'une façon massive, et le transformer en un bloc, analogue à celui de la pneumonie lobaire. Il s'agit de la pneumonie caséeuse, forme de tuberculose aiguë. Dans ce cas, l'état général est immédiatement très grave ; la fièvre est plus irrégulière que dans la pneumonie vraie, et des sueurs profuses l'accompagnent dès le début de la maladie. L'expectoration n'est pas rouillée, mais elle est assez souvent hémoptoïque ou purulente. Elle manque aussi très souvent. Pas de crise au neuvième jour ; mais aggravation continuelle, ramollissement du bloc pneumonique, et mort rapide.

Le paludisme qui se fixe à un des sommets du poumon (pneumo-paludisme) peut en imposer pour une localisation tuberculeuse. Le pneumo-paludisme est une affection rare (de Brun) et quand il s'accompagne de fièvre, celle-ci se manifeste sous forme d'accès intermittents avec les trois stades, frissons, chaleur, sueurs. Il est rare que dans la tuberculose pulmonaire, la fièvre soit aussi régulière. L'examen des crachats (bacille de Koch) et du sang (hématozoaire) devra être fait.

La coqueluche est également une maladie dont les symptômes respiratoires sont très apparents. La fièvre ne manque pour ainsi dire jamais, mais elle est irrégulière, généralement peu intense. La toux est caractéristique, constituée par des quintes. Ces quintes commencent par des petites secousses et se terminent par une inspiration sifflante (chant du coq) tout à fait spéciale. A une quinte peut en succéder immédiatement une autre. On dit qu'il y a reprise. A la suite des quintes on observe fréquemment des vomissements de matières glaireuses, filantes. Le nombre des quintes est très variable, 10, 20, 50, 60 par jour et bien davantage parfois ; le frein de la langue est ulcéré, ce qui est produit par le choc de cet organe contre l'arcade dentaire pendant les quintes.

C'est une maladie longue, susceptible de se compliquer de broncho-pneumonie et même de tuberculose pulmonaire.

Les affections dans lesquelles il y a de la toux coqueluchoïde (adénopathie trachéo-bronchique, affection du médiastin comprimant le nerf vague, comme anévrysmes, tumeurs, etc.), ont toutes une allure chronique et des symptômes particuliers qui ne permettent guère la confusion.

B. — Localisation du côté de l'appareil circulatoire.

Le malade a la fièvre, et une localisation nette du côté de l'appareil circulatoire, soit du côté du cœur, soit du côté des vaisseaux.

Comme pour toute espèce de localisation, vous devez rechercher si elle n'est pas la conséquence d'une maladie générale connue, fièvre typhoïde, fièvres éruptives, grippe, rhumatisme, etc.

Vous devez rechercher aussi s'il s'agit d'une poussée aiguë au cours d'une affection chronique. Sous l'influence des infections secondaires, la fièvre n'est pas rare au cours des lésions valvulaires chroniques. Les commémoratifs vous permettront d'éviter l'erreur.

Endocarde. — Nous avons déjà parlé de l'endocardite aiguë au cours des maladies infectieuses. Nous avons dit qu'il ne fallait pas attendre le bruit de souffle pour faire le diagnostic, mais que l'endocardite était déjà évidente, quand le second bruit de base était assourdi et dur (bruit de tabourka, son d'un tambour voilé de crêpe, Potain). D'ailleurs, les souffles entendus dans la région du cœur ne sont pas toujours l'indice d'une lésion organique. En parlant des lésions valvulaires chroniques, nous établirons la différenciation entre les souffles organiques et les souffles anorganiques ou cardio-pulmonaires.

Parfois une endocardite se développe rapidement, et elle est soit primitive, soit consécutive à une maladie infectieuse. C'est l'endocardite maligne, caractérisée par de l'essouflement, des palpitations, de l'angoisse précordiale, des souffles apparaissant d'une manière hâtive à l'orifice mitral ou à l'orifice aortique de préférence. On en décrit deux formes : forme typhoïde et forme pyohémique, toutes les deux entraînant fatalement la mort ; la première est moins rapide que la seconde.

Il s'agit en réalité rarement d'une maladie primitive, mais l'origine n'est pas toujours facile à dévoiler, parce qu'en dehors du cœur, pris d'une manière prédominante, tous les autres organes peuvent être touchés (poumon, noyaux de broncho-pneumonie), (foie, syndrome de l'ictère bénin ou de l'ictère grave), (rein, albuminurie, hématurie), (méninges, méningite).

Myocarde. — La myocardite aiguë n'est pas non plus primitive. Elle s'observe, avons-nous dit, dans les maladies de notre première catégorie (fièvre typhoïde, typhus, variole, scarlatine, etc.   ) et aussi dans le rhumatisme et la diphtérie. Les signes sont souvent vagues. On observe de la dilatation du cœur droit, de la tachycardie, de l'assourdissement des bruits. L'embryocardie ou rythme fœtal est commune. Il y a de l'angoisse précordiale, mais d'une manière inconstante.

C'est une affection très grave, susceptible de laisser le cœur débile pour la vie, quand elle n'entraîne pas la mort.

Péricarde. — La péricardite aiguë, à l'exception de la péricardite rhumatismale ne reste pas sèche. Avec la fièvre, on observe un certain degré d'anhélation, et même une dyspnée prononcée. La matité cardiaque très augmentée, en forme de brioche, est visible à l'œil nu (voussure). Alors que dans les premiers jours on a pu percevoir un bruit de frottement, on distingue difficilement ensuite les bruits du cœur. La compression du cœur se traduit au pouls par de l'accélération, de l'irrégularité, de la faiblesse des battements.

Un épanchement pleural gauche peut faire croire à une péricardite. Mais le cœur refoulé à droite en cas de pleurésie laisse entendre des bruits clairs, non assourdis. L'espace de Traube, sonore dans la péricardite, est mat dans la pleurésie avec grand épanchement.

Vaisseaux. — Les artérites et les phlébites s'observent comme complication des infections, généralement à leur déclin ou pendant la convalescence.

Signes de l'artérite : fièvre variable, douleur, engourdissement, pouls d'abord accéléré, s'affaiblissant et disparaissant ensuite, gangrène souvent comme terminaison.

Signes de la phlébite : fièvre, fourmillements, crampes, œdème blanc, douloureux (alba dolens), dur. Cordon roulant sous le doigt. Le danger, c'est l'embolie aseptique ou septique.

L'aortite aiguë s'observe souvent au cours des aortites chroniques, et comme complication des maladies infectieuses. Elle est très difficile à diagnostiquer. On y pensera quand on verra éclater vers la fin d'une maladie aiguë, des crises d'angine de poitrine, avec expectoration sanglante, en même temps qu'on constatera de l'augmentation de la matité aortique (la matité normale de l'aorte ne dépasse pas le bord droit du sternum et s'obtient par la percussion forte), la surélévation des sous-clavières, un pouls fort et bondissant. Au cœur, l'aortite aiguë ne se traduira par aucun bruit anormal, à moins qu'il n'y ait des lésions d'aortite ancienne.

C. Localisation du côté de l'appareil digestif.

La première partie du tube digestif peut être le siège de la localisation primitive d'une maladie générale : la diphtérie.

On a coutume de dire à l'heure actuelle que le diagnostic de l'angine diphtéritique ne peut se faire qu'à l'aide des cultures et du microscope, c'est-à-dire en vingt ou vingt-quatre heures. C'est vrai, si l'on parle de diagnostic ferme ; mais cependant il y a toujours intérêt à reconnaître cliniquement une angine diphtéritique d'une autre, et en présence des signes cliniques dûment constatés, on n'attendra pas la vérification du laboratoire pour commencer les injections de sérum.

En ce qui concerne les angines, il faut distinguer les angines rouges et les angines blanches, celles-ci seulement pouvant être diphtéritiques (nous ne tenons pas évidemment compte des cas exceptionnels).

Ce qu'on appelle angine catarrhale aiguë est une angine rouge, dont le début est brusque, fébrile, dont l'évolution est de courte durée, trois ou quatre jours en général. Sur le fond uniformément rouge des amygdales (parce que cette angine est surtout une amygdalite) on voit apparaitre souvent quelques points blancs, crémeux, non adhérents à la muqueuse ; de là le nom d'angine pultacée que l'on donne dans ces cas à l'angine.

Parfois l'amygdalite catarrhale, au lieu de se résoudre, persiste plus longtemps, localisée à un côté, et il y aura abcès, phlegmon de l'amygdale. Il y a des personnes prédisposées aux abcès de l'amygdale. C'est une affection généralement bénigne, à moins qu'elle évolue sur un organisme déprimé, ou que l'agent pathogène soit d'une virulence exceptionnelle, auxquels cas on peut voir l'inflammation se propager autour de la loge amygdalienne, et atteindre même la carotide interne, dont l'ulcération entraine une hémorragie mortelle.

Chez les enfants en bas âge, on peut croire avoir affaire à une angine simple, alors que cette angine est le début d'un abcès rétro-pharyngien, affection grave qui, non traitée chirurgicalement, entraine la mort par asphyxie (compression du larynx) ou inanition (compression de l'œsophage).

Les angines blanches sont dues à des agents variés. Nous avons vu qu'une angine blanche était un des premiers symptômes de la scarlatine.

Toutes ces angines blanches doivent être distinguées de la diphtérie, ce qui est souvent cliniquement facile, alors que les angines blanches non diphtéritiques se distinguent malaisément entre elles.

Malaise, fièvre modérée, douleur de la gorge, petite plaque blanche sur une amygdale, tel est le début de la maladie. Mais au bout de quelques heures, la plaque blanche s'étend sur toute l'amygdale, sur le voile du palais, sur la luette qu'elle engaine comme un doigt de gant, sur l'amygdale du côté opposé.

Il s'est formé une fausse membrane, bien différente des points blancs de l'angine catarrhale. Cette fausse membrane est adhérente, et pour l'enlever, on est obligé de frotter assez vigoureusement la muqueuse qui se montre saignante, mais non ulcérée. Dans l'eau, cette fausse membrane ne se dissocie pas.

On constate en même temps que de la dysphagie, du nasonnement, du reflux des liquides par le nez, quelques ganglions tuméfiés sous le maxillaire.

La fausse membrane peut envahir le larynx (croup), les bronches. le poumon, le nez (coryza diphtéritique), mais la guérison est toujours possible.

Même quand les fausses membranes ne sont pas très étendues, même quand il n'y a qu'une plaque insignifiante sur une amygdale, l'état général est mauvais. Il y a un abattement souvent considérable, de l'affaiblissement du pouls, de l'albuminurie.

Il s'agit bien là d'une intoxication générale, dont les conséquences immédiates et lointaines sont graves (paralysies diphtéritiques atteignant le voile du palais et même se généralisant à tous les muscles, myocardite diphtéritique entraînant la mort subite dans la convalescence, hémorragies multiples comme dans toutes les maladies infectieuses).

La forme toxique est encore plus grave. C'est le résultat d'une association du bacille de la diphtérie avec le streptocoque.

Rien ne la distingue que la coloration un peu grisâtre des membranes, leur odeur fétide, les ganglions souvent énormes (cou proconsulaire), l'état général très mauvais.

La fausse membrane peut aussi se gangrener sous l'influence des saprophytes de la bouche, ce qui constitue une complication presque toujours mortelle.

Les angines blanches, dues à des microbes autres que le bacille de Löffler, ne se distinguent pas toujours cliniquement des angines blanches diphtéritiques. Qu'elles soient dues au streptocoque, au coccus de Brisou, au staphylocoque, au pneumocoque, au colibacille, au bacille de Friedlander, etc., peu importe. Ce qu'il faut, c'est les différencier d'avec la diphtérie ; on le fait hâtivement à l'aide des signes cliniques que nous avons donnés, et on vérifie à l'aide des cultures.

L'angine blanche due au bacille fusiforme de Vincent, associé à un spirille, est une angine ulcéreuse, avec une adénite assez marquée.

Le streptocoque peut aussi déterminer une angine rouge, véritable érysipèle du pharynx. La fièvre est très élevée, les amygdales sont tuméfiées, et l'adénite sous-maxillaire est très développée. Cet érysipèle pharyngien a des tendances à se propager à la face, généralement par l'orifice des fosses nasales ou par la bouche.

Quant à l'angine herpétique, elle est caractérisée par un début très brusque, une fièvre plus intense que dans l'angine diphtéritique ordinaire. On n'admet plus guère sa réalité comme type spécifique, et l'on a des tendances à en faire une angine diphtéritique pure, bénigne. La résolution est plus rapide que dans la diphtérie classique, en dépit des symptômes plus tapageurs du début : il n'y a pas d'adénite, pas de paralysies.

Il est rare que les angines blanches soient confondues avec toutes les variétés de stomatite. Dans les stomatites, il y a cependant parfois un exsudat qui ressemble à une fausse membrane, mais la fièvre, quand elle existe est toujours peu vive, et les lésions siègent de préférence autour des gencives et sur la face interne des joues, d'un seul côté. Les amygdales sont indemnes.

Estomac. — Les affections fébriles aiguës de l'estomac ne présentent pas d'intérêt. L'embarras gastrique fébrile doit être rayé des cadres nosologiques. Il est l'expression d'une fièvre typhoïde bénigne ou d'une colibacillose, ou encore d'une infection mal déterminée. On le décore souvent du nom de fièvre muqueuse, pour ne pas effrayer la famille en prononçant le mot de fièvre typhoïde.

Intestin. — Les entérites aiguës sont rares. Elles doivent être attribuées à des fièvres typhoïdes plus ou moins méconnues.

Une variété d'entérite aiguë, c'est l'appendicite. Quand on soupçonne cette maladie, on doit toujours prendre la température, et l'élévation thermique permettra d'éliminer l'occlusion intestinale. La douleur dans l'appendicite, est souvent généralisée à tout l'abdomen, mais toujours plus marquée au point de Mac-Burney (sis au milieu de l'espace qui sépare l'épine iliaque antéro-supérieure de l'ombilic). Le début est la plupart du temps très brusque, caractérisé par une douleur violente avec défense de la paroi, des vomissements avec signes d'embarras gastrique, et fièvre plus ou moins intense. Les douleurs violentes au début le sont cependant moins que dans la perforation stomacale ou duodénale, et elles sont progressivement croissantes (Dieulafoy) alors que dans ces affections, elles atteignent d'emblée leur acmé.

Si l'opération est différée, les signes de péritonite s'affirment, mais la péritonite peut être circonscrite en cas d'enkystement, ou généralisée.

Dans les cas d'appendicite enkystée, il faut éliminer les collections purulentes d'origine rénale (abcès néphrétique) ou d'origine péri-utérine. On le fera à l'aide des signes propres à la maladie causale.

Dans les cas de péritonite généralisée, on l'attribuera à l'appendicite, en prenant en considération le début des accidents, et en éliminant toutes les causes de péritonite provenant d'autres organes (estomac, perforation par ulcère ou cancer, rupture de la vésicule biliaire, rupture de la rate, etc.).

Parmi les entérites infectieuses et vraiment spécifiques, il faut citer la dysenterie, encore que le microbe pathogène de cette affection ne soit pas déterminé (bacille ou amibes, on ne sait pas exactement, peut-être bacillus coli dans les pays tempérés, amibes dans les pays chauds).

La dysenterie aiguë prête peu à confusion. C'est une maladie qui sévit dans tous les climats, mais particulièrement dans les pays chauds, où elle règne épidémiquement et fait parfois de grands ravages.

Annoncée par des signes d'embarras gastrique fébrile, elle devient bientôt évidente, par la fréquence et la nature des selles. Celles-ci deviennent fréquentes, de 15, 20 à 200 en vingt-quatre heures ; elles ne sont bientôt plus constituées par des matières, mais par des mucosités visqueuses et rouillées, analogues à l'expectoration des pneumoniques (crachat dysentérique). Chaque selle, qui est constituée souvent par le contenu d'une cuillère à café, est suivie de douleurs vives dans l'anus, d'épreintes très pénibles. Plus tard, les selles deviennent « lavure de chair » et sont formées de débris de la muqueuse intestinale sphacélée. La fréquence des selles, le ténesme qui en résulte, amènent souvent du prolapsus rectal.

La dysenterie est une maladie qui, bien soignée, guérit généralement en trois, quatre, six semaines, mais qui, négligée, entraîne la mort par affaiblissement général ou passe à l'état chronique et devient une infirmité pesante, incurable, ou peu s'en faut.

L'entérite muco-membraneuse est une maladie à crises. Elle est associée à la névropathie et s'accompagne de constipation tenace. Les selles, arrivant sous forme de débâcles, sont constituées par des glaires ressemblant à du blanc d'œuf ou des fausses membranes formées de mucus ; elles succèdent à une période ayant duré quelques jours et dans laquelle il y a eu de la fièvre et des coliques très violentes.

Après ces évacuations, un grand soulagement est obtenu, et tout rentre dans le calme jusqu'à la crise prochaine. Cette maladie est en relation avec la neurasthénie, les ptoses, l'aortite abdominale, qu'elle vient compliquer (Teissier).

Péritoine. — Les péritonites sont dues à l'infection du péritoine. Aiguës, elles se caractérisent par une invasion brutale, des douleurs abdominales plus ou moins vives, du ballonnement du ventre, de la constipation, des vomissements alimentaires puis bilieux et verdâtres (porracés), l'altération rapide des traits, yeux s'excavant, nez se pinçant (faciès abdominal) — la précipitation des battements cardiaques avec faiblesse du pouls. La fièvre est habituelle, sauf dans les cas où le coli-bacille paraît jouer un rôle prédominant, et où il y a alors de l'hypothermie. Rarement la péritonite tuberculeuse a une marche aiguë ; c'est dans les formes granuliques, avec ou sans participation des plèvres, que cette éventualité se présente.

Le diagnostic de la péritonite est facile ; mais le diagnostic de la cause l'est moins. Comment l'infection a-t-elle pu envahir la séreuse ? Telle est la question à résoudre. Il faut penser à tous les organes qui ont un point de contact avec cette séreuse : estomac (perforation), intestin (appendicite, perforation, etc.), foie (vésicule biliaire), rate (rupture, facile en cas de paludisme), utérus et annexes (métrite, métro-salpingite).

Si le point de départ est un de ces organes, la péritonite, avant d'être généralisée, est souvent partielle, et son début est moins brutal que dans les cas de péritonite aiguë généralisée d'emblée. Elle peut former un foyer enkysté et ne pas envahir la grande séreuse.

Foie. — Nous avons dit déjà que les grandes infections se jetaient sur le foie avec une prédilection plus ou moins marquée ; mais les troubles du côté de cet organe sont souvent masqués par les autres symptômes de l'infection et demandent à être recherchés minutieusement.

D'autres fois, la détermination hépatique saute aux yeux, et alors il faut lui trouver une cause.

Ainsi, dans une maladie aiguë, fébrile, il se développe de l'ictère. Avant de considérer ce syndrome comme primitif, il faut éliminer les maladies dans lesquelles on peut le rencontrer, à titre secondaire. La pneumonie, la fièvre méditerranéenne, le paludisme, peuvent s'accompagner d'ictère. En présence d'un malade atteint d'ictère, il ne faut pas être hypnotisé par ce signe et oublier de scruter le malade entièrement.

En cas d'ictère dans une maladie aiguë, il vous faudra rechercher si cet ictère se révèle par des pigments biliaires dans l'urine. Vous verserez de l'acide azotique dans un verre, et s'il y a de la bilirubine ou ses dérivés, biliverdine, biliprasine, etc., vous obtiendrez des anneaux de coloration diverse, dont le plus apparent sera un anneau vert. C'est la réaction de Gmelin. Comme ces pigments sont les pigments normaux de la bile, vous pourrez dire qu'il s'agit d'un ictère ortho-pigmentaire.

Si, au contraire, l'urine d'un ictérique ne renferme pas de pigments biliaires normaux, mais des pigments biliaires modifiés, de l'urobiline, par exemple, que vous pourrez déceler par les petits spectroscopes usités en clinique, vous direz qu'il s'agit d'un ictère méta-pigmentaire.

Dans tous les cas d'ictère, il faut également regarder les selles. Si elles sont très colorées en jaune, c'est qu'il y a excès de bile, et c'est cet excès de bile qui est résorbé dans le sang, et passe aussi dans l'intestin. On dit que l'ictère est pléiochromique.

Au contraire, si les selles sont décolorées, blanc grisâtre comme de l'argile, il s'agit d'un ictère par rétention ; l'appareil biliaire est obstrué ou la bile ne se forme plus.

Les ictères acholuriques sont ceux qui se signalent par une absence totale de pigments biliaires normaux ou anormaux dans l'urine, alors que le sérum sanguin en contient.

Tous les ictères aigus sont infectieux, même l'ictère catarrhal, cet ictère bénin qui disparaît en quelques semaines.

Mais le pronostic doit toujours être réservé. C'est une notion banale que l'on sait bien comment commence l'ictère, alors qu'on ne sait jamais comment il finit.

C'est l'état de la cellule hépatique qui fait le pronostic. Une infection bénigne en elle-même peut déterminer de l'ictère grave, si la cellule hépatique est adultérée et peu résistante.

L'urobiline est le pigment de la défaillance cellulaire du foie. Il importerait donc de savoir rechercher ce pigment dans l'urine.

L'épreuve de la glycosurie digestive est sujette à caution, en raison des causes d'erreur qui sont susceptibles de fausser les résultats.

La baisse de l'urée dans l'urine, la présence de l'indican, indiquent aussi le mauvais fonctionnement de la cellule hépatique.

Dans les ictères, le gros foie implique généralement un pronostic meilleur que le foie petit. Si le foie s'hypertrophie, c'est qu'il se défend ; donc il peut se défendre.

Une maladie chronique du foie, une cirrhose, la cirrhose hypertrophique biliaire a un début fébrile, aigu, et au cours de son évolution présente des crises aiguës. On la reconnaîtra à sa marche, à la tuméfaction considérable du foie et de la rate, à l'ictère pléiochromique qu'elle présente.

La congestion hépatique accompagne l'embarras gastrique fébrile un peu accusé ; elle se dénonce par de la tuméfaction et de la douleur du foie, de l'ictère ou du subictère, des vomissements bilieux, de la diarrhée ou de la constipation. Elle s'observe avec plus de fréquence dans les pays chauds et accompagne souvent le paludisme. Il faut faire le diagnostic avec l'abcès du foie. Dans ce cas, la tuméfaction du foie est plus limitée ; la douleur est plus vive et plus localisée ; la fièvre procède par grands accès avec hautes températures comme dans toutes les fièvres de suppuration ; la marche est plus longue, au lieu que la fièvre de la congestion hépatique est modérée et que l'évolution est de courte durée.

L'inflammation des canaux biliaires (angiocholites) peut donner lieu à des accès de fièvre analogues aux accès paludéens (fièvre intermittente hépatique) et consécutifs au passage de calculs dans ces canaux, d'origine lithiasique par conséquent. Cette fièvre coexiste souvent avec de l'ictère, et il est bon de demander aux ictériques s'ils ont eu ou non des crises de coliques hépatiques. Au lieu d'être intermittente, la fièvre est parfois rémittente.

D. — Localisation du côté de l'appareil urinaire.

Comme nous l'avons vu, la plupart des maladies infectieuses peuvent présenter des déterminations rénales, plus ou moins graves. Tantôt c'est de la simple congestion rénale, tantôt une néphrite bien caractérisée.

La scarlatine est la maladie qui expose le plus à la néphrite. La fièvre typhoïde peut aussi entraîner une néphrite, quelquefois dès le début (néphro-typhus).

Aussi en présence d'une affection fébrile, avec douleurs lombaires prononcées, urines rougeâtres et rares, contenant de l'albumine et des cylindres, il faut se demander s'il n'y a pas derrière ce syndrome une des maladies générales dont nous avons parlé. Dans le cas contraire, après cette élimination, il faut conclure à une néphrite *a frigore* (infection mal caractérisée probablement).

Il y a d'ailleurs tous les degrés de gravité dans les néphrites aiguës ; tantôt c'est une indisposition de quelques jours, tantôt au contraire, c'est une affection sérieuse, conduisant aux œdèmes, à l'anasarque et pouvant être suivie de mort plus ou moins rapide par urémie.

Dans le paludisme, il y a parfois de la congestion rénale intense, accompagnée d'urines rouges, hématuriques avec symptômes bilieux (vomissements, diarrhée) plus ou moins accentués. C'est l'accès bilieux hématurique, à distinguer de la fièvre bilieuse hémoglobinurique, dont la pathogénie est encore si discutée.

Les suppurations rénales et les périnéphrites sont assez rares et peuvent s'observer consécutivement à des maladies générales.

E. — Localisation du côté de la peau.

L'érysipèle peut comme nous l'avons vu, intéresser les muqueuses (gorge) ; mais il siège de préférence sur la peau. Il y a un érysipèle chirurgical, se développant autour des plaies, mais l'érysipèle médical est plus typique. A la face, l'érysipèle se caractérise par de la fièvre survenant assez brusquement, une rougeur intense de la partie malade, rougeur limitée par un bourrelet dur, appréciable au doigt et à la vue de la douleur, et des phlyctènes, analogues à celles produites par les brûlures. C'est une affection due au streptocoque, et dont le pronostic se base sur l'état antérieur du sujet. Au cas où les émonctoires, rein et foie fonctionnent bien, le danger est minime. L'issue est souvent fatale chez les brightiques, les cirrhotiques, les brightiques.

L'érysipèle de la face passe souvent d'un côté à l'autre, envahit le cuir chevelu, les fosses nasales et la bouche.

Il ne dure guère que quelques jours et se termine par desquamation. Une fluxion dentaire peut simuler l'érysipèle ; mais il n'y a pas de bourrelet, et la fluxion ne voyage pas ; la fièvre est d'ailleurs moindre.

Tous les érythèmes (toxiques, solaire, etc.), peuvent en imposer pour un érysipèle ; mais ils ne lui ressemblent guère que par la coloration rouge de la peau. L'état général est peu modifié par les érythèmes et le bourrelet érysipélateux fait défaut.

E. — Localisation du côté des articulations.

La maladie fébrile qui se localise sur les articulations, avec le plus de prédilection, est le rhumatisme articulaire aigu ; maladie générale dont le microbe causal n'est pas encore déterminé.

Dans sa forme franche et très aiguë, il n'y a aucune difficulté pour le diagnostic. La plupart des jointures sont tuméfiées, et leur manteau cutané est injecté. Des douleurs spontanées très vives, augmentées par tout contact, se font sentir dans les articulations et dans tout le membre atteint. La fièvre est élevée ; il y a des sueurs abondantes, d'odeur acide.

Ce rhumatisme articulaire aigu peut se jeter sur tous les viscères, mais principalement sur le cœur (endocarde et péricarde). Les déterminations cardiaques sont d'autant plus fréquentes que le rhumatisme est plus intense, dure plus longtemps.

. Si les grandes articulations seulement sont prises, le cœur à moins de chance d'être touché. Si les petites (doigts, orteils) sont atteintes, le cœur risque bien plus d'être atteint.

Ces complications n'éclatent guère avant quinze jours.

Les déterminations sur le myocarde et les vaisseaux sont rares. C'est l'endocardite, origine de lésions valvulaires chroniques, qui est la plus commune des complications. Elle s'annonce par des modifications du timbre des bruits de la base, comme nous l'avons déjà dit, et elle est confirmée bientôt par des souffles orificiels, à moins que le traitement ne vienne entraver l'endocardite.

La péricardite se révèle par des palpitations, de l'angoisse précordiale, un bruit de frottement (bruits de caille) ; elle est plus souvent sèche.

Du côté des poumons, on note de l'œdème pulmonaire, absolument identique à l'œdème aigu des brightiques et des aortiques ; du côté de la plèvre, la pleurésie rhumatismale est bien connue, et ressemble à la pleurésie tuberculeuse ordinaire, sauf qu'elle guérit plus facilement et passe assez communément d'un côté à l'autre.

Les complications cérébrales sont redoutables. Le rhumatisme cérébral est à craindre, quand la température se maintient très élevée pendant quelques jours. Il y a du délire, des crises épileptiformes, et la mort survient presque fatalement. Des formes moins aiguës et même chroniques peuvent s'observer dans la convalescence (manie, mélancolie).

Parmi les maladies nerveuses d'origine rhumatismale il faut peut-être signaler la chorée, quoique son étiologie soit à l'heure actuelle discutée.

Du côté de la peau, on observe des érythèmes variés, de l'œdème localisé, etc.

L'angine rhumatismale (blanche) est probablement une angine diphtéritique pure (sans association) : aussi guérit-elle aisément, bien qu'elle s'accompagne d'un œdème intense.

La néphrite rhumatismale est peu commune.

Le rhumatisme articulaire aigu, quand il évolue sans complications, dure de quelques jours à quelques semaines, et il est merveilleusement influencé par le salicylate de soude, dont l'emploi aide au diagnostic.

Toutes les infections sont susceptibles de présenter des déterminations articulaires. On dit alors, peut-être à tort, qu'il s'agit de pseudo-rhumatismes infectieux. On les distingue, parce qu'ils ont une certaine tendance à se fixer sur certaines articulations, et qu'ils entraînent assez souvent des suppurations articulaires.

C'est dans la blennorrhagie qu'on décrit le type des pseudo-rhumatismes infectieux. C'est un rhumatisme grave, qui, après avoir effleuré un certain nombre d'articulations, se fixe sur une ou deux d'entre elles, et en amène souvent l'ankylose. Non seulement l'articulation, mais les tissus péri-articulaires (tendons, muscles, peau) sont touchés, ce qui explique les tendances ankylosantes de la maladie.

Mais il faut bien savoir que toutes les infections, en tant qu'elles attaquent les articulations, sont capables de réaliser, dans toute sa pureté, le syndrome du rhumatisme articulaire aigu franc. Le rhumatisme tuberculeux, d'origine toxinique, et si bien étudié par l'Ecole lyonnaise, est dans ce cas. Il peut affecter bien des formes, et souvent celles du rhumatisme articulaire aigu franc, avec déterminations endocardiaques et péricardiaques possibles.

G. — Localisation du côté du système nerveux.

La fièvre peut accompagner l'attaque d'apoplexie et est même d'un fâcheux pronostic, si elle se maintient élevée ; mais elle n'est qu'un phénomène accessoire.

Au contraire, le syndrome méningitique, qui est propre non seulement aux méningites, mais à toutes les localisations morbides, voisines des méninges (abcès du cerveau, congestion cérébrale, etc.), est essentiellement constitué par la fièvre.

Donc en présence d'un syndrome méningitique, il faut rechercher d'abord l'élévation thermique. On éliminera les méningites chroniques et toutes les affections chroniques du cerveau. ·

Le problème qu'on ait le plus fréquemment à résoudre en clinique, c'est la distinction de la méningite aiguë franche et de la méningite aiguë tuberculeuse. La première, si elle est l'expression de la méningite cérébro-spinale épidémique (pneumococcique) peut guérir, tandis que la seconde est absolument incurable. Disons-le tout de suite : le diagnostic n'est souvent possible qu'à l'aide de l'examen du liquide céphalo-rachidien, qui dans le cas de méningite tuberculeuse est clair, sans microbes, ou avec quelques rares bacilles de Koch, riche en lymphocytes, et qui dans les méningites cérébro-spinales est louche ou purulent, contenant des pneumocoques et des polynucléaires en plus ou moins grande abondance.

En principe, il faut se méfier de la possibilité d'une méningite tuberculeuse, quand un enfant devient morose, se plaint de la tête et présente vers le soir quelque agitation fébrile.

Le trépied méningitique est constitué par de la céphalalgie avec photophobie, des vomissements ayant le caractère du vomissement cérébral (pas de nausées, pas d'effort), de la constipation tenace.

Ce sont signes banals avons-nous dit et qui peuvent se rencontrer, indépendamment de toute lésion méningée dans le méningisme hystérique ou dans les maladies infectieuses.

Les troubles de la circulation et de la respiration sont déjà plus probants. Le pouls est lent, en désaccord souvent avec la température comme dans la fièvre typhoïde, irrégulier. La respiration est dyspnéique, irrégulière aussi, affectant le type bulbaire (Cheyne Stokes).

Les contractures doivent être recherchées avec soin. D'abord la contracture de la nuque, puis les contractures des membres inférieurs, qui ne peuvent être étendus quand le malade est assis sur son lit (signe de Kernig). Les contractures des muscles des yeux produisent du strabisme, qui a une haute valeur diagnostique. Il en est de même de la contraction pupillaire à laquelle fait place la dilatation.

Les convulsions sont un phénomène du même ordre que les contractures. La raie méningitique, raie persistante quand on a tracé des lignes sur la peau avec l'ongle, est l'indice de troubles vaso-moteurs.

Le malade pousse des cris aigus, d'un caractère particulier (cri hydrencéphalique).

Le début des méningites est variable, plus brusque en général dans la méningite aiguë franche que dans la méningite tuberculeuse ; mais cette dernière est essentiellement polymorphe et peut présenter teus les modes de début, comme tous les modes d'évolution.

Il y a deux phases dans toute méningite : excitation (contractures), dépression (paralysies), ces deux phases pouvant être coupées d'une rémission qui peut faire croire à la guérison. C'est surtout dans la méningite tuberculeuse que cette rémission est importante.

Les jeunes sujets sont prédisposés aux méningites, et en présence d'une affecion fébrile chez eux, il faut toujours penser à l'éventualité de la terrible maladie. Si l'existence du trépied méningitique ne suffit pas pour effrayer une famille, c'est un avertissement pour vous d'avoir à rechercher minutieusement les phénomènes plus certains qui attestent l'inflammation des méninges.

La plupart des maladies nerveuses ont une allure chronique. Quelques-unes ont un début aigu fébrile. De ce nombre sont les myélites diffuses aiguës, qui éclatent avec une température élevée, des douleurs en ceinture et le long des membres, puis de la paralysie, des troubles des sphincters, des désordres variés suivant le siège en hauteur de la lésion dans la moelle.

Ces myélites sont souvent consécutives à des infections nettement caractérisées, et quand elles paraissent primitives, on peut dans certains cas leur reconnaître une origine grippale.

Une myélite systématisée, la paralysie infantile (polyomyélite antérieure) débute brusquement par une fièvre élevée persistant pendant quelques jours, temps au bout duquel on constate des lésions de paralysie, dont certaines restent incurables (arrêt de développement des membres, infirmités persistantes).

CHAPITRE III

Maladies chroniques sans localisation nette forçant immédiatement l'attention

Le clinicien peut distinguer facilement une maladie aiguë d'une maladie chronique.

Nous avons passé en revue la plupart des maladies aiguës les plus communément observées. Il nous reste à fixer les traits principaux des maladies chroniques ; mais pour s'orienter dans ce grand chapître de la clinique, il faut encore là avoir une bonne méthode, et posséder quelques notions de pathologie générale, qui sont pour le praticien attentionné un guide très sûr.

Les infections aiguës peuvent devenir chroniques (pneumonie, rhumatisme articulaire, dysenterie, néphrites, etc.).

D'autre part l'intoxication domine l'immense majorité des maladies chroniques ; cette intoxication peut être de cause externe (saturnisme, alcoolisme, hydrargyrisme) ou de cause interne (poisons formés dans l'organisme, non éliminés par le rein ou non transformés par le foie).

Les poisons externes, introduits dans l'organisme par l'alimentation peuvent, en raison du trouble des échanges qu'ils entraînent, contribuer à la formation de poisons internes.

Les intoxications d'origine interne ou externe amènent un état de détérioration générale, qui commence par les petites artères pour rejaillir sur les tissus et les éléments nobles. Cet état, c'est l'artério-sclérose ou la sclérose multiple disséminée (Grasset) qui est à la base de nombre de maladies chroniques. L'élément noble peut du reste être atteint le premier, et son adultération peut se propager à la trame qui l'entoure.

Mais l'artério-sclérose, si elle doit être dépistée même quand elle n'offre pas de localisation nette, ne doit pas non plus être méconnue quand elle atteint un organe à la presque exclusion des autres. Une cirrhose est bien une maladie du foie, mais aussi l'expression d'un processus d'artério-sclérose envahissant tout l'organisme, et se fixant ainsi sur tel ou tel organe à la faveur des prédispositions, des tares propres à cet organe.

Comme nous nous plaçons toujours par la pensée au lit du malade, demandons-nous ce que cherchera le médecin, une fois que par l'interrogatoire et un examen superficiel il aura éliminé les maladies aiguës.

Il pensera à une maladie chronique ; mais il ne tardera pas à s'apercevoir que la maladie chronique que présente le malade est, soit généralisée, sans localisation nette, exclusive, forçant immédiatement l'attention, soit au contraire localisée à un organe d'une manière flagrante.

Ne confondez pas maladies générales et maladies généralisées. Au point de vue clinique, une maladie générale peut être localisée et sa localisation attirera exclusivement l'attention ; le devoir du clinicien sera de remonter à la cause qui domine toutes les localisations, à la maladie générale en un mot.

Si l'on veut forcer les termes, on peut dire qu'il n'y a pas au sens absolu de maladies localisées, car toute lésion locale est l'expression d'une adultération d'ordre général, attestée par la solidarité de toutes les parties de l'organisme entre elles.

En restant sur le domaine de la clinique, nous aurons donc à décider s'il s'agit d'une maladie sans localisation nette ou avec localisation évidente. (Nous parlons bien entendu de localisation de par les symptômes et non de par les lésions, deux choses qui ne sont pas toujours superposables.)

Maladies chroniques sans localisation nette.

Dans cette catégorie peuvent rentrer toutes les intoxications, toutes les maladies par ralentissement de la nutrition qui ne sont que des maladies par auto-intoxication et ne sont peut-être que des variétés du processus général de l'artério-sclérose.

En présence d'un malade chronique, la première

chose à se demander, c'est s'il est ou non artério-sclé-reux.

L'artério-sclérose doit se distinguer de l'athérome, ce que l'on ne fait pas toujours. L'athérome est une lésion particulière de dégénérescence graisseuse et qui peut se rencontrer dans l'artério-sclérose comme ailleurs.

L'artério-sclérose est le résultat de l'action de certains poisons alimentaires ou autres, venant irriter les capillaires périphériques maintenus ainsi en état de spasme. Ce spasme a pour effet d'élever la tension artérielle, d'où irritation des artères et sclérose (Huchard).

L'hypertension artérielle est donc à la base de l'artério-sclérose, en sorte que toutes les causes susceptibles d''élever la tension artérielle sont capables également de produire la sclérose artérielle. Ces causes sont énumérées dans un des tableaux de cet ouvrage. On voit combien elles sont multiples.

Cliniquement, l'artério-sclérose se révèle par un certain nombre de signes. Dans le brightisme, les petits signes de Dieulafoy sous fonction d'hypertension artérielle ou d'artério-sclérose commençante (algidités locales, doigt mort, crampes, vertiges, palpitations, hémorragies, polyurie, pollakiurie, etc.). Il est donc nécessaire de rechercher tous ces petits signes qu'on retrouve évidemment dans la néphrite interstitielle, parce que celle-ci est la localisation de l'artério-sclérose sur le rein, mais qui sont propres à l'hypertension artérielle ou à l'artério-sclérose prise à son début. Certains différencient l'hypertension de l'artério-sclérose non localisée, mais il est difficile de le faire cliniquement.

Le malade n'est pas artério-scléreux. Mais il est peut-être anémique. Proclamer qu'un malade à vous présenté est anémique est souvent un aveu d'impuissance. C'est qu'après l'avoir scruté de toutes parts, vous ne trouvez aucune localisation, aucune maladie d'organes. Vous pouvez cependant trouver des soufflets dans les vaisseaux du cou (bruit de rouet, bruit de diable), un souffle oculaire ou temporal, de la décoloration des lèvres, des conjonctives, un état général affaibli avec lipothymies, tendance à la syncope, et dans ces cas, vous conclurez légitimement qu'il s'agit d'anémie ; mais quelle est la cause de cette anémie ? S'il s'agit d'une jeune fille, vous songerez à la chlorose mais en y songeant, vous aurez bien soin de n'éliminer la tuberculose qu'à bon escient ; à ce point de vue diagnostique, il ne faut pas se fier aux apparences, au faciès chlorotique, cireux, verdâtre même, avec bouffissure du visage, troubles nerveux variés, troubles dypseptiques capricieux, troubles menstruels. Tout cela peut se rencontrer dans la tuberculose.

D'ailleurs le syndrome chlorose peut se manifester plus tard que la puberté (chloroses tardives de Hayem), il est associé fréquemment alors à des troubles gastriques ou bien aux troubles menstruels et généraux de la ménopause.

Derrière une anémie peuvent se cacher un grand nombre de maladies chroniques, de néoplasmes viscéraux, qui, par leur situation profonde, leur pauvreté symptomatologique, échappent à l'attention.

Quant à l'anémie pernicieuse, elle n'est pas plus essentielle que les autres anémies, mais sa cause est généralement très obscure. En dehors des cas où l'on peut incriminer la tuberculose, le botriocéphale, la syphilis, l'origine reste indéterminée. C'est bien une maladie aiguë, évoluant parfois très rapidement, mais ayant aussi souvent une allure chronique, à durée de quelques mois. D'ailleurs la fièvre manque pendant une grande partie de l'évolution, et elle n'éclate qu'à la période ultime.

D'autres anémies sont liées à un état leucémique du sang (augmentation des globules blancs, et surtout altération de leurs formes, bouleversement de l'équilibre leucocytaire du sang ainsi constitué normalement : leucocytes polynucléaires, 70 pour 100 ; mononucléaires, 27 pour 100 ; lymphocytes, 2 pour 100 ; éosinophiles, 1 pour 100) et apparition de formes médullaires, ce qu'on appelle réaction myélogène du sang. Concurremment à l'altération du sang, on observe des tuméfactions ganglionnaires (lymphadénies) et de l'hypertrophie de la rate (splénomégalies diverses, maladie de Banti) ; mais cette concomitance des lésions du sang, des ganglions et des organes hématopoétiques (rate, moelle osseuse) n'est pas constante.

Dans toutes les anémies ou leucémies, le diagnostic ne peut être complet qu'avec l'examen du sang (hématimétrie, hémochromométrie.)

Il faut savoir également si l'état anémique constaté

n'est pas dû à une cause essentiellement passagère (perte de sang) et si le sang, en se rénovant rapidement, ne va pas faire disparaître tous les éléments du syndrome.

L'addisonisme, avant l'apparition de la mélanodermie, en impose facilement pour une anémie grave. Il y a une asthénie profonde, des troubles digestifs (vomissements) des douleurs musculaires mais rien ne révèle une localisation quelconque. L'examen du sang permettra d'éliminer les anémies, et l'on peut dire que les anémies graves qui ne font pas leur preuve relèvent souvent de l'adultération des capsules surrénales. La tuberculose doit être envisagée également, mais il est bien rare qu'une tuberculose, sans signes nets d'auscultation, s'accompagne d'un affaiblissement aussi marqué, à moins que la tuberculose ne se soit jetée d'emblée et insidieusement sur les capsules surrénales elles-mêmes. La recherche des stigmates psychiques et physiques de la neurasthénie, évitera aussi une erreur, que l'on est tenté de commettre.

Ces cas d'addisonisme sans mélanodermie commencent à être connus, depuis surtout que l'on a nettement séparé les lésions capsulaires des lésions solaires, les premières entraînant l'asthénie, les secondes la mélanodermie.

Intoxications. — Là aussi il n'y a pas toujours de localisation, les symptômes étant diffus, principalement dans la période où l'intoxication débute, et où les lésions sont purement dynamiques. Deux surtout fixeront notre attention : l'alcoolisme et le saturnisme.

Alcoolisme. — On connaît les signes de l'alcoolisme chronique : tremblement généralisé, mais appréciable surtout aux doigts qui tremblent individuellement quand la main est dans l'attitude du serment, embarras gastrique avec pituites le matin, rêves avec hallucinations de la vue et de l'ouïe, troubles nerveux (hypéresthésies, anesthésies, exagération, abolition des réflexes, delirium tremens). Avec Lancereaux, il faut distinguer suivant la boisson absorbée, l'alcoolisme par le vin ou œnilisme menant à la cirrhose, l'alcoolisme dû à l'alcool et aux essences, menant aux troubles nerveux, aux névrites périphériques. D'après lui l'alcool n'est pas sclérogène, mais produirait seulement de la dégénérescence graisseuse. Si le vin paraît sclérogène, ce n'est pas par son alcool, mais par le sulfate de potasse qu'il renferme.

Saturnisme. — Cette intoxication s'observe chez les peintres et chez ceux qui manient des composés de plomb. Elle se signale par une série d'accidents assez caractéristiques, d'abord la colique de plomb, colique sèche avec rétraction de l'abdomen ; la douleur est calmée par la pression profonde, alors qu'elle est exaspérée par un frôlement. Il y a en même temps de la constipation, de la diminution de volume du foie, un pouls dur, tendu comme un fil de fer (pression artérielle très élevée).

Des accidents nerveux multiples sont susceptibles d'apparaître au cours du saturnisme. Des troubles cérébraux graves, rattachés par certains à la néphrité saturnine (encéphalopathie saturnine), mais surtout des paralysies périphériques sont les plus typiques. La paralysie des extenseurs des doigts avec tumeur dorsale du poignet est très commune (intégrité du long supinateur).

Chez tous les saturnins, on trouve à la base des gencives un liseré bleuâtre ou liseré de Burton.

A côté de l'alcoolisme et du saturnisme, on peut citer encore l'intoxication oxy-carbonée chronique des cuisinières, des repasseuses, qui se caractérise par de l'anémie et des troubles nerveux, l'intoxication par la morphine, si difficile à vaincre, etc., etc.

Syphilis. — Les syphilitiques sans localisations nettes, mais atteints de douleurs variées, d'éruptions plus ou moins distinctes, sont l'objet d'erreurs de diagnostic fréquentes. Céphalée, courbature, traces d'une roséole discrète, léger mouvement fébrile, n'est-ce pas suffisant pour faire croire à un embarras gastrique, à une fièvre typhoïde atténuée? cet ensemble se présente au début de la période secondaire. Les caractères de la céphalée, avec exaspération vespérale et nocturne, suffisent généralement pour orienter le diagnostic. Ils permettent de remonter au chancre initial, écorchure insignifiante, déjà cicatrisée et n'ayant laissé qu'une petite plaque parcheminée, chancre dont l'évolution toute entière a pu passer inaperçue du malade. La présence de ganglions inguinaux, épitrochléens, occipitaux (pouls de la vérole) durs, roulant sous le doigt, est également d'un grand poids.

Il en est de même pour toutes les manifestations

vagues de la syphilis, qui doivent être dépistées à l'aide des mêmes caractères.

Voici les données générales pouvant servir à établir le diagnostic : Chancre le plus souvent unique, petit, induré, accompagné d'une pléiade ganglionnaire formés de petits ganglions durs, roulant dans les aines, et dont l'un est plus gros que les autres (préfet de l'aine). Dans la période secondaire, on rencontre de la roséole, des syphilides de toute espèce et de tout siège (plaques muqueuses par exemple), évoluant toutes sans démangeaisons. Dans la période tertiaire, on trouve les gommes, les ulcérations profondes et les lésions viscérales.

Le traitement agit sur tous les accidents, mais il le faut souvent intensif.

La parasyphilis est l'ensemble des accidents évoluant sur un fond syphilitique et ayant pour origine la syphilis, mais qui n'offrant pas un caractère de spécificité aussi net que les accidents syphilitiques ordinaires, d'autant mieux qu'ils ne sont pas influencés par le traitement mercuriel. De ce nombre sont : le tabes, la paralysie générale, la leucoplasie buccale.

La syphilis héréditaire peut être précoce ou tardive. Il y a des stigmates assez caractéristiques dans l'une comme dans l'autre. Du côté des dents, on note des incisures, et en particulier une érosion en demi-lune siégeant sur les incisives médianes supérieures (dent d'Hutchinson).

Chez le nouveau-né, le pemphigus est très caractéristique (bulles à la paume des mains et à la plante des pieds).

Plus tard on trouve le tibia en lame de sabre (au lieu d'une arête, il y a une face convexe en avant) et d'autres déformations.

Diabètes. — Les diabètes sucrés sont les plus communs.Il y a du sucre dans les urines (liqueur de Fehling chauffée) et un syndrome complexe : polydipsie, polyphagie, polyurie.

On distingue deux types cliniques : le diabète gras, diabète arthritique, durant très longtemps et compatible avec une vie normale, le diabète maigre ou pancréatique dû à des lésions du pancréas, se distinguant par sa marche rapide, sa terminaison fréquente par le coma ou la tuberculose pulmonaire.

On peut aussi décrire le diabète par anhépatie (diminution de l'urée) et le diabète par hyperhépatie (augmentation de l'urée) (Gilbert). Le premier est plus grave que le second, parce qu'il comporte une adultération profonde de la cellule hépatique, tandis que le second comporte seulement l'excitation de cette cellule diabète pigmentaire.

On doit toujours rechercher le sucre dans les urines des arthritiques, et une fois le sucre trouvé, éliminer les maladies nerveuses ou autres, dans lesquelles on peut rencontrer de la glycosurie plus ou moins passagère.

A côté des diabètes sucrés, doivent se ranger les diabètes insipides (azoturique, phosphaturique, oxalurique, hydrurique).

Ils s'accompagnent de symptômes qui rappellent ceux du diabète sucré ; ils s'en distinguent par l'analyse des urines.

CHAPITRE IV

Maladies chroniques avec une localisation nette.

A. — Localisation du côté de l'appareil respiratoire.

Larynx. — La laryngite chronique s'installe après plusieurs poussées de laryngite catarrhale aiguë ou bien se manifeste d'emblée par quelques troubles légers, mais tenaces de la voix (raucité, dysphonie). C'est une affection commune chez les buveurs ou les fumeurs ; pour la faire disparaître ou l'atténuer, il suffit de supprimer l'alcool et le tabac. Il faut tenir compte aussi dans le développement de la laryngite chronique, de l'arthritisme qui est à l'origine de la laryngite granuleuse comme de la pharyngite granuleuse (granulations).

L'affection spécifique qui se rapproche le plus de la laryngite chronique banale, c'est la laryngite syphilitique. Celle-ci peut se traduire par des modifications de la voix qui persistent sans amélioration, malgré le nombre et la variété des traitements employés. Aussi en présence d'une laryngite chronique rebelle au traitement, faut-il faire le traitement spécifique.

D'autres fois, la laryngite syphilitique se manifeste par des signes plus bruyants, dyspnée, œdème de la glotte, accidents qui peuvent nécessiter la trachéotomie et en tous cas, un traitement spécifique rapide et intensif. L'œdème de la glotte quand il n'est pas brightique, est presque toujours syphilitique.

Le laryngoscope fixera sur la nature et le siège des lésions. On peut d'ailleurs, rien qu'a l'examen du pharynx, soupçonner la nature syphilitique des lésions laryngées : le voile du palais et le pharynx sont dans ce cas remarquablement rouges (vermillon).

La laryngite tuberculeuse (phtisie laryngée), est généralement associée à la tuberculose pulmonaire ; par exception elle est primitive. L'état général devient rapidement mauvais, ce qui n'est pas le cas dans la syphilis. Les ulcérations tuberculeuses donnent lieu à des douleurs plus vives, surtout quand elles siègent sur l'épiglotte. Les troubles de la voix n'offrent rien de caractéristique ; mais le voile du palais et le pharynx sont remarquablement pâles, et l'examen laryngoscopique montre que les cavités intra-laryngiennes sont décolorées.

Le cancer du larynx peut être bien toléré pendant des semaines et des mois ; les troubles de la voix sont seuls apparents alors ; la voix est rude et rauque ; on l'appelle voix de bois. Mais quand le néoplasme s'ulcère, les douleurs deviennent très vives ; des ganglions cervicaux sont appréciables ; il y a de la dysphagie, de

l'expectoration sanieuse et l'état général s'altère profondément.

Considérations générales sur les maladies du larynx.

Le larynx traduit ses lésions surtout par :
1° La dyspnée ;
2° Les troubles de la voix.

La dyspnée est le fait de la paralysie des dilatateurs ou de l'excitation des constricteurs de la glotte, qui au lieu de s'ouvrir pendant l'inspiration se rétrécit ; la dyspnée est donc inspiratoire, l'expiration n'étant pas gênée. C'est ce qui arrive dans le cas de compression des deux récurrents ou même d'un seul de ces nerfs. (Dieulafoy). Le récurrent innerve tous les muscles, ab-ducteurs et adducteurs de la glotte : le crico-thyroïdien (muscle tenseur des cordes vocales) est innervé par le laryngé supérieur.

La dyspnée est produite non pas par la paralysie, mais par l'excitation des récurrents ; les constricteurs l'emportent sur les dilatateurs qui, bien qu'excités aussi, ne peuvent lutter contre l'excitation des adduc-teurs. Un seul récurrent comprimé peut également donner lieu à de la dyspnée inspiratoire, parce que l'ary-aryténoïdien est un muscle impair, qui ferme com-plètement la glotte respiratoire. Le fait est signalé dans les anévrysmes de l'aorte (type récurrentiel). Comme la glotte interligamenteuse est également rétrécie par l'effet des muscles crico-aryténoïdien latéral et thyro-aryténoïdien d'un côté, on s'explique que la disphonie accompagne ces troubles respiratoires.

Toutes les tumeurs du médiastin, aussi bien que les anévrysmes de l'aorte sont susceptibles de provoquer ces phénomènes, comme d'ailleurs les lésions locales du larynx (syphilis, tuberculose, cancer, diphtérie) et aussi des lésions d'origine centrale.

Les troubles de la voix peuvent provenir d'une simple paralysie du muscle tenseur des cordes (laryngé supérieur).

Une paralysie récurrentielle unilatérale, en relâchant les constricteurs, ne produira pas de dyspnée, à l'inverse de l'excitation récurrentielle unilatérale. Elle n'agira que sur la corde vocale correspondante, qui ne se rapprochant plus de l'autre, sera l'origine d'une dysphonie plus ou moins marquée.

Une paralysie récurrentielle double aboutira à une paralysie totale du larynx ; ce sera l'aphonie réalisée complètement, en même temps que l'impossibilité de faire tout effort (toux, expectoration).

Bronches. — Bronchite chronique, bronchectasie (dilatation des bronches), emphysème pulmonaire coïncident souvent chez le même sujet. Ces lésions sont l'aboutissant de bronchites aiguës répétées, et leur grand intérêt, c'est qu'elles sont souvent prises pour des lésions tuberculeuses ; le diagnostic repose sur une auscultation attentive et sur l'examen bactériologique des crachats.

En règle générale, il faut se méfier des bronchites chroniques avec ou sans bronchectasie, avec ou sans emphysème, qui donnent des signes plus ou moins localisés aux sommets des poumons.

Ce sont des lésions de l'âge avancé, quoiqu'elles peuvent s'observer dans l'âge adulte et même dans l'enfance.

La bronchectasie de l'enfance peut être attribuée à la syphilis héréditaire.

Toutes ces lésions retentissent à plus ou moins brève échéance sur le cœur droit qui se dilate et entraîne l'asystolie.

Au cours des bronchites chroniques comme au cours des pneumonies aiguës, il y a parfois expulsion de moules bronchiques fibrineux (bronchite pseudo-membraneuse) analogues de ceux rendus par les diphtéritiques, atteints de complications bronchitiques.

Adénopathie trachéo-bronchique et coqueluche. — Ces deux affections ont un symptôme commun, la toux coqueluchoïde. Mais en y regardant d'un peu près, on s'aperçoit que la toux de l'adénopathie trachéo-bronchique n'est pas suivie d'une expectoration filante, glaireuse, comme dans la coqueluche. Les tumeurs du médiastin s'accompagnent aussi de toux coqueluchoïde. Les signes propres à ces localisations médiastines permettent la différenciation. D'ailleurs la coqueluche passe par une phase catarrhale (bronchite, fièvre légère) avant d'arriver à la phase spasmodique.

Poumons. — Les congestions chroniques du poumon sont des congestions passives. Elles se rencontrent dans les maladies du cœur, dans les maladies du rein particulièrement, et dans des infections chroniques, comme le paludisme. Si le sang laisse exsuder le sérum dans les espaces intéralvéolaires et dans les alvéoles, il y a de la congestion œdémateuse du poumon (œdème du poumon) reconnaissable par l'auscultation aux râles éclatants comme des bulles qui crèvent.

Au cours d'affections chroniques, comme les aortites et les néphrites, l'œdème peut d'emblée envahir les deux poumons et mettre immédiatement la vie en danger. C'est l'œdème aigu pulmonaire, dont la pathogénie est encore assez discutée.

En ce qui concerne les maladies du cœur, il faut noter que la congestion œdémateuse des poumons est précoce en cas d'affections mitrales qui gênent au maximum la petite circulation, tandis qu'elle est tardive en cas d'affections aortiques. Aussi est-ce un signe pronostique mauvais que de voir apparaître la congestion pulmonaire dans les maladies de l'orifice aortique. C'est l'asystolie aortique, bien plus dangereuse que l'asystolie mitrale, parce qu'une fois installée, elle progresse en dépit des médications employées, **au lieu que** l'asystolie mitrale cède souvent à une thérapeutique rationnelle.

Donc l'œdème du poumon doit être envisagé comme un degré supérieur de congestion. Si l'œdème se prolonge, on peut voir apparaître la sclérose pulmonaire qui est le terme des congestions répétées et tenaces ;

soit qu'elle ait pour origine l'irritation causée par des particules étrangères (pierres du poumon de la lithiase pulmonaire, anthracose, pigment des paludéens), soit qu'elle provienne de pneumonies ou de broncho-pneumonies devenues chroniques, de la syphilis, de l'alcoolisme, ou encore d'un processus sclérogène à point de départ pleural.

La tuberculose pulmonaire chronique devrait être mentionnée à cette place ; nous avons traité de cette maladie, en parlant des affections fébriles, et de fait, la fièvre est un élément qui manque rarement dans la tuberculose commune. Nous ne répéterons pas ce que nous avons dit au sujet des difficultés d'un diagnostic au début de la maladie. Un tableau est d'ailleurs consacré aux signes de présomption et de certitude de la tuberculose. L'auscultation selon les principes du professeur Grancher sera dans la majorité des cas suffisante pour fixer l'opinion.

Cela ne veut pas dire qu'à une période avancée, la tuberculose soit d'un diagnostic facile. Il y a un certain nombre de phtisies qui en bien des cas, égarent le praticien. Telle la phtisie hydatique, la phtisie calculeuse, la phtisie syphilitique, et les pseudo-tuberculoses (aspergillaire et autres). Quand des vésicules hydatiques sont rendues par une vomique avec des crochets d'échinocoque, l'erreur se dissipe, mais avant cette évacuation, il est bien permis d'hésiter et même de se tromper. La lithiase pulmonaire prête aux mêmes considérations.

Deux points sont à noter quand on se trouve en présence d'un malade qui paraît atteint de tuberculose avancée.

1° C'est la discordance entre les lésions constatées et l'état général. Ainsi on sera souvent frappé de voir un malade présentant des lésions ulcéreuses profondes et gardant un état général assez satisfaisant. C'est ce qu'on voit dans la phtisie hydatique ou syphilitique.

2° C'est la localisation insolite d'une grosse lésion. Ainsi, on sera à juste titre étonné de déceler à la base ou au centre du poumon une vaste caverne, alors que les sommets respirent normalement. Ces cavernes de la base sont souvent syphilitiques ou bronchectasiques. On les voit se fondre en huit ou dix jours sous l'influence du traitement ioduré mercuriel, ou bien être tolérées indéfiniment.

Asthme. — Sorte de névrose respiratoire, caractérisée par des crises violentes de dyspnée nocturne expiratoire, avec expectoration perlée, visqueuse, à la fin de l'accès. La dyspnée est expiratoire ; il semble qu'il y ait un spasme des muscles inspirateurs et expirateurs (bronches et muscles extrinsèques).

Aussi la dyspnée a-t-elle ceci de particulier, que les mouvements respiratoires sont diminués de nombre, alors que dans les dyspnées cardiaques ou autres, ces mouvements sont plus fréquents que normalement. Dans les dyspnées par obstruction laryngée (corps étrangers, diphtérie) ou trachéale (adénopathies), il y a du tirage surtout inspiratoire ; le tirage n'existe pas dans l'asthme, puisqu'au moment de l'inspiration, le thorax est dilaté au maximum.

Cette névrose s'observe chez les arthritiques. D'abord purement spasmodique, elle comporte bientôt un élément catarrhal plus ou moins important, et elle mène à la bronchite chronique et à l'emphysème.

Elle est parfois d'origine réflexe (lésions du nez, polypes, rhinite chronique) et la disparition de ces lésions entraîne du même coup la cessation des accès d'asthme.

L'asthme d'été ou fièvre des foins des Anglais, est analogue à l'asthme vrai ; seulement les symptômes nasaux priment les symptômes thoraciques. Des éternuements répétés, avec congestion des muqueuses nasale et oculaire, constituent souvent toute la maladie ; mais il peut s'y ajouter de la dyspnée analogue à celle de l'asthme. C'est une affection bénigne qui revient presque à date fixe, chaque année.

B. Localisations du côté de l'appareil circulatoire.

Péricarde et cœur.

La péricardite aiguë peut passer à l'état chronique. L'épanchement se résorbe, et les deux feuillets du péricarde s'accolent entre eux sur une plus ou moins grande étendue ; c'est la symphise cardiaque, qui peut se compliquer d'adhérences pleuro-péricardiaques (retrait systolique d'un ou de plusieurs espaces intercostaux, immobilité de la pointe, mouvement de roulis, trottements à l'auscultation, pouls dit paradoxal disparaissant pendant l'inspiration, dyspnée, asystolie).

Lésions valvulaires. Endocardites chroniques.

Une fois que les souffles apparaissent, la lésion est constituée. Il est donc important de savoir différencier les souffles, indice des lésions cardiaques, d'avec les souffles dits extra-cardiaques ou cardio-pulmonaires. On dit que ces derniers disparaissent ou s'atténuent considérablement dans les changements de position imprimés au malade, qu'ils sont plus légers que les souffles organiques, qu'ils ne se propagent pas ; qu'ils sont inconstants, très apparents un jour, peu distincts le lendemain. En réalité, les souffles intra-cardiaques peuvent ne pas s'atténuer dans les changements de position ; ils peuvent être aussi rudes que les autres ; enfin ils peuvent se propager et être aussi constants. Leur vrai caractère distinctif, d'après M. Potain, c'est pour certains d'entre eux du moins d'avoir un siège différent du siège des souffles organiques. Ainsi à la pointe, il y a des souffles systoliques, les uns extra-cardiaques, les autres organiques. Le souffle de l'insuffisance mitrale, organique par conséquent, a un maximum très net à la pointe elle-même. Au contraire, les souffles extra-cardiaques de la région, siègent non pas au niveau de la pointe, exactement, mais en dedans, en dehors ou au-dessus. Ils sont enda-pexiens, exopexiens, sus-apexiens, tandis que le souffle de l'insuffisance mitrale est nettement apexien.

Les souffles cardio-pulmonaires (les plus fréquents) de la région préventriculaire gauche peuvent être confondus avec un souffle de communication interventriculaire ; alors d'autres caractères interviennent. Le souffle de communication interventriculaire est très rude, se propage transversalement dans le troisième espace intercostal, et est accompagné d'un frémissement extrêmement marqué.

Il en est de même du souffle préinfundibulaire, qui ne comporte pas de frémissement, tandis que le souffle du rétrécissement pulmonaire est accompagné d'un frémissement très manifeste.

Quant aux souffles diastoliques cardio-pulmonaires, ils sont plus rares que les souffles systoliques. Le souffle diastolique extra-cardiaque de la région préaortique sera difficilement confondu avec le souffle de l'insuffisance aortique, parce que celle-ci comporte un certain nombre de signes qui, en dehors du souffle de la base, assureront le diagnostic, tandis que le souffle cardio-pulmonaire préaortique est un signe isolé.

Ces souffles cardio-pulmonaires ont encore ceci de particulier, c'est qu'ils n'occupent qu'une portion de la systole (mérosystoliques) ou qu'une portion de la diastole (mérodiastoliques), tandis que les souffles organiques prennent la systole entière (holosystoliques) ou la diastole entière (holodiastoliques).

On croyait autrefois que les souffles extra-cardiaques

se rencontraient de préférence chez les anémiques. On sait aujourd'hui qu'ils n'ont aucun rapport avec la pauvreté du sang en hématies, et qu'ils se perçoivent dans une foule d'états disparates, dans les fièvres, dans le rhumatisme, sans qu'on puisse les faire dépendre d'une lésion déterminée.

Sans entrer dans le détail de toutes les affections des valvules, j'indiquerai la méthode à suivre dans l'examen, quand vous avez de bonnes raisons de soupçonner une lésion valvulaire.

Le pouls peut être irrégulier, régulier, petit, fort, résistant, dépressible.

Un pouls bondissant, dépressible, régulier est le propre des affections aortiques, de l'insuffisance compliquée ou non de rétrécissement.

Un pouls petit, régulier ou irrégulier, indiquera une lésion mitrale ; les irrégularités, les intermittences appartiennent plus à l'insuffisance mitrale qu'au rétrécissement mitral.

Il est évident que dans une telle appréciation, il faut tenir compte de l'état du myocarde et de la médication suivie récemment. L'altération de la fibre cardiaque modifie le pouls, de même que les médicaments cardiaques, et dans ce dernier cas, le pouls du rétrécissement ou de l'insuffisance mitrales peut être très ample, très fort, après administration de digitale.

L'insuffisance aortique est reconnue non seulement au souffle diastolique de la base, souffle qui commence au début de la diastole, pour décroître progressivement, mais aussi aux signes périphériques (pouls de Corrigan, pouls capillaire, double souffle de Duroziez, triade de Muller), à l'hypertrophie du cœur, au choc en dôme (Bard), au frémissement diastolique.

Mais le souffle diastolique peut très bien ne pas s'entendre au foyer habituel. Il s'entend parfois dans le troisième espace intercostal gauche, parfois à la pointe, et rien qu'à la pointe (en cas de lésion de la valvule sigmoïde postérieure). Le siège apexien peut en imposer pour le souffle diastolique et présystolique du rétrécissement mitral ; mais le souffle de l'insuffisance aortique décroît progressivement à partir du début de la diastole pour s'éteindre dans la présystole, et le souffle du rétrécissement mitral augmente progressivement d'intensité dans la diastole pour présenter un renforcement net au moment de la présystole. D'ailleurs, dans le rétrécissement mitral, le pouls est différent, et le cœur n'est pas hypertrophié.

Il faut distinguer entre l'insuffisance aortique d'origine endocardiaque et l'insuffisance aortique d'origine artérielle.

Celle-ci n'est pas pure ; elle est toujours accompagnée d'une lésion aortique sus-sigmoïdienne, qui produit un souffle rude, râpeux au premier temps, et qui n'indique pas toujours un rétrécissement aortique, mais prouve seulement la présence de rugosités à l'intérieur du vaisseau.

L'insuffisance aortique artérielle est une des localisations de l'artério-sclérose ; aussi s'observe-t-elle de préférence chez des gens d'un certain âge, bien différente en cela de l'insuffisance aortique endocardiaque;

qui, d'origine rhumatismale ou infectieuse, se rencontre souvent chez les jeunes sujets.

L'insuffisance artérielle accompagne fréquemment la néphrite interstitielle et les autres manifestations de l'artério-sclérose.

Le diagnostic entre les deux insuffisances se fait par la considération de leur origine ; il faut rechercher les signes de l'artério-sclérose, quand on entend un double souffle à la base du cœur et au foyer aortique. Les tracés sphygmographiques nous montrent que le crochet si caractéristique de l'insuffisance rhumatismale manque dans l'insuffisance artérielle, dont le tracé présente un plateau, preuve du manque d'élasticité de l'artère. Au sphygmomanomètre, on trouve une pression plus élevée dans celle-ci que dans celle-là.

Le rétrécissement aortique s'observe rarement seul (sans insuffisance), et rarement dans la jeunesse. Parfois il n'est que la propagation de l'inflammation due à une sténose mitrale de la zone mitro-sigmoïdienne (rétrécissement sous-aortique). Il y a souffle au premier temps à la base, au foyer aortique, avec propagation vers la clavicule droite, frémissement au même foyer, hypertrophie du cœur. La dilatation de l'aorte donne une matité en casque de pompier (Potain).

L'insuffisance mitrale peut s'observer avec ou sans rétrécissement mitral. Elle est due à une infection rhumatismale ou autre, à un traumatisme (direct ou indirect) ayant amené la rupture d'une valvule, altérée ou non par un processus morbide, à la propagation d'une lésion aortique artérielle (insuffisance mitrale des artério-scléreux). Enfin, il peut y avoir une insuffisance mitrale fonctionnelle (ictère, névroses, dyspepsies, etc.), ce que n'admettait pas Potain.

L'insuffisance mitrale se reconnaît au souffle systolique intense de la pointe, se propageant vers l'aisselle. Il y a également de l'hypertrophie ou plutôt de la dilatation du cœur. La pointe est reportée vers la gauche, et un peu en bas.

Le rétrécissement mitral apparaît comme les autres lésions valvulaires, à la suite des endocardites infectieuses, mais dans beaucoup de circonstances, et alors il n'est pas associé à l'insuffisance, il est pur ; le rétrécissement mitral est considéré comme une véritable malformation (polydactylie, bec de lièvre, hypospadias), et la sténose mitrale pourrait être alors le résultat d'une endocardite fœtale, vraisemblablement tuberculeuse.

Le rétrécissement mitral aurait donc la signification d'une tuberculose atténuée. La tuberculose des rétrécis mitraux serait une tuberculose torpide, analogue à la tuberculose des arthritiques.

Le rétrécissement mitral pur est souvent associé à l'hystérie, qui serait une véritable dystrophie dont les parentés morbides avec la tuberculose sont admises par certains (Grasset). J'ai cru devoir rapprocher le rétrécissement mitral pur des maladies par ralentissement de la nutrition en général, de l'obésité en particulier. Peut-être faut-il faire intervenir aussi l'hypothyroïdisation, qu'on a voulu mettre à la base des troubles de la chlorose, laquelle est également souvent observée avec le rétrécissement mitral.

Le rétrécissement mitral est donc souvent congénital, et certaines hémoptysies de l'adolescence, qui ne sont pas tuberculeuses, n'ont pas d'autre origine.

Les signes du rétrécissement mitral sont : un frémissement diastolique avec renforcement présystolique à la pointe, un souffle diastolique avec renforcement présystolique, le dédoublement du second bruit à la base (fout, ta-ta, rrou, fout, souffle systolique, ta-ta, dédoublement du second bruit, rrou, roulement diastolique). Ce dédoublement est dû à la chute anticipée des valvules sigmoïdes aortiques, attirées par le vide relatif du ventricule gauche, de sorte qu'elles tombent avant les sigmoïdes pulmonaires. Le dédoublement est dit à précession aortique dans la première phase de la maladie. Mais avec les progrès de celle-ci, la pression pulmonaire compense la pression négative intra-ventriculaire et fait tomber les sigmoïdes pulmonaires en même temps que les sigmoïdes aortiques. Il y a, dans cette seconde phase, disparition du dédoublement et accentuation du second bruit pulmonaire. Plus tard encore, la pression pulmonaire augmente sans cesse, par la gêne croissante de la circulation dans le poumon, les sigmoïdes pulmonaires tombent avant les aortiques, et dans cette troisième phase, le dédoublement qui reparaît est dit à précession pulmonaire.

Le rétrécissement mitral peut être diagnostiqué par la présence d'un dédoublement constant à la base, signe qui n'existe guère que dans la symphise du cœur, affection rare et à symptomatologie spéciale.

Les dédoublements inconstants se distinguent des

dédoublements constants, parce qu'ils sont en rapport avec la respiration et il suffit de faire suspendre celle-ci pour qu'ils disparaissent.

Ajoutons encore, comme signe de la sténose mitrale, la dureté parcheminée du premier bruit à la pointe et l'hypertrophie précoce de l'oreillette gauche, qui se décèle par la percussion dans le dos.

Je ferai observer aussi que dans le rétrécissement mitral, il semble que l'impulsion cardiaque soit très forte, alors que le pouls est tout à fait petit. Le choc du cœur, senti violemment sur la paroi thoracique, est en rapport le plus souvent avec la diastole et la pré-systole et non pas avec la systole, comme on l'a cru. Cette discordance entre le choc cardiaque thoracique et le pouls radial mérite attention.

Lésions du cœur droit. — L'insuffisance tricuspi-dienne ne ressemble pas aux autres lésions endocardia-ques, en ce sens qu'elle ne succède pas dans la majo-rité des cas à une infection rhumatismale par exemple. Si elle peut exceptionnellement reconnaître une telle origine, il est plus commun de la voir accompagner les lésions du cœur gauche, quand celles-ci ont forcé le cœur droit.

Elle fait partie du syndrome de l'asystolie cardiaque, mais aussi de l'asystolie pulmonaire (bronchite chroni-que, emphysème) de l'asystolie réflexe (troubles gas-tro-hépatiques, colique hépatique) qui retentissent sur le cœur droit par l'intermédiaire de la petite circulation et le spasme des capillaires du poumon.

Si l'insuffisance mitrale fonctionnelle est discutée, il

n'en est pas de même de l'insuffisance tricuspidienne, reconnue très fréquente, susceptible de paraître et de disparaître sous l'influence de l'augmentation ou de la diminution de pression pulmonaire, suivant que l'orifice tricuspidien est forcé ou non.

On le reconnaît d'abord au souffle doux ou rude, systolique, s'entendant sur le bord gauche du sternum, près de l'appendice xiphoïde, et se propageant faiblement du côté de la pointe.

Puis le pouls veineux jugulaire et hépatique vient compléter le diagnostic.

Il n'y a qu'un seul pouls veineux vrai, mais il y en a plusieurs faux. Si la veine jugulaire s'affaisse immédiatement avant ou en même temps que le pouls radial, il s'agit de faux pouls. Si elle s'affaisse après le pouls radial, il s'agit de pouls veineux vrai. (Potain.)

Il ne suffit donc pas de vider la veine de bas en haut pour voir si elle se remplit. Le pouls veineux vrai est dû au reflux du sang par les veines caves supérieure et inférieure jusque dans les jugulaires et les veines hépatiques ; il faut donc qu'il y ait insuffisance tricuspidienne et insuffisance des valvules veineuses pour réaliser ce signe.

Les faux pouls veineux reconnaissent diverses causes.

Ainsi l'exagération de la constriction de l'oreille droite produit un pouls jugulaire présystolique.

De même les pulsations artérielles communiquées aux veines donnent l'illusion d'un pouls veineux.

A une période avancée de l'insuffisance tricuspidienne, les jugulaires restent distendues constamment. Elles n'ont plus l'élasticité suffisante pour réaliser le pouls veineux ; c'est un effet des progrès de la stase. Il en est de même d'ailleurs du pouls veineux hépatique, qui disparaît quand la sclérose a envahi l'organe.

Le rétrécissement tricuspidien est congénital ou acquis ; il est pur (sans insuffisance) ou associé à d'autres lésions orificielles, à des malformations cardiaques ou autres (non obturation du trou de Botal). Affection rare, s'accompagnant de cyanose, caractérisée par un souffle xiphoïdien présystolique et un frémissement dans la même région.

Le rétrécissement pulmonaire est plus commun. Il est le plus souvent congénital et donne lieu dans ce cas à la cyanose qui est moins fréquente en cas de rétrécissement acquis. Souffle systolique dans le deuxième espace intercostal gauche avec propagation vers la clavicule gauche, frémissement dans la même région, tels sont les signes présentés par les malades. La vie est généralement abrégée et la tuberculose pulmonaire termine d'habitude une succession d'asystolies.

Quant à l'insuffisance de l'artère pulmonaire, c'est une affection congénitale ou acquise, mais toujours exceptionnelle. On rencontre en même temps le rétrécissement pulmonaire, l'inoclusion du trou de Botal ; mais bien rarement elle s'observe à l'état pur. A l'auscultation, on entend un souffle diastolique dans le deuxième espace intercostal gauche se propageant le long du bord gauche du stenum.

Retentissement des lésions cardiaques.

Les troubles d'ordre mécanique se bornent à deux ordres de phénomènes, l'hypérémie ou la stase, et l'ischémie. Le processus qui débute par la congestion aboutit plus ou moins tardivement à la sclérose (Potain).

Les lésions cardiaques sont bien tolérées pendant un certain temps (phase de tolérance) puis elles entrent dans la phase des perturbations secondaires de Potain.

L'asystolie est un terme impropre, puisqu'il exprime seulement la défaillance du cœur, alors que dans les états constitutifs de l'asystolie, il faut envisager également la défaillance des vaisseaux périphériques. C'est grâce à cette double notion que l'on peut comprendre les différents aspects sous lesquels se présente l'asystolie.

A côté de l'asystolie généralisée, (œdèmes, congestions viscérales de tous les côtés), il y a des asystolies localisées, dont la plus connue est l'asystolie hépatique. Il y a des cardiaques qui font leur asystolie dans le foie, en vertu de prédispositions spéciales de l'organe ou de dispositions particulières des vaisseaux (abouchement à angle ouvert de la veine sus-hépatique dans la veine cave).

L'asystolie rétrocède sous l'influence de la médication ; mais à la suite de plusieurs attaques, elle devient irréductible et se termine par la cachexie cardiaque.

Il n'y a pas que les lésions valvulaires qui provoquent l'asystolie. Les lésions du myocarde, du poumon, du rein, du foie sont souvent à la base du syndrome.

L'obstacle à la circulation provient parfois d'un spasme pulmonaire, dilatant le cœur droit et à point de départ gastrique ou gastro-hépatique (asystolie réflexe).

Les lésions cardiaques s'accompagnent de palpitations, d'une manière tout à fait inconstante. Ces palpitations sont : 1º symptomatiques (altération du sang, avec lésions du cœur et des vaisseaux, aorte notamment comme dans la chlorose) ; 2º sympathiques ou réflexes (dyspepsie) ; 3º nerveuses (tare héréditaire, hystéries neurasthénies, goître exophtalmique) (d'après Potain).

On s'explique le précepte de ne pas ajouter foi au malade qui ému de palpitations violentes, vient consulter pour une maladie du cœur. Dans la majorité des cas ce malade est atteint d'une maladie d'estomac bien qu'il souffre de son cœur.

A côté des palpitations, il faut citer la tachycardie, qui à vrai dire est inconstante dans les lésions valvulaires, mais se rencontre plus fréquemment dans les myocardites et encore dans beaucoup d'autres affections (compression du pneumogastrique par exemple). Il ne faut pas confondre cette tachycardie symptomatique avec la tachycardie dite essentielle, véritable névrose, sans lésions cardiaques, et toujours fort grave.

Comme symptôme dépendant des lésions cardiaques, la cyanose est également à relever. Dans les maladies mitrales, la cyanose localisée aux lèvres, au nez, à l'extrémité des doigts est habituelle, marquée surtout après les efforts.

Dans certaines affections cardiaques, surtout congenitales (rétrécissement pulmonaire, communication interventriculaire (maladie de Roger), la cyanose prend une telle importance qu'on la décrit à part comme une véritable maladie sous le nom de maladie bleue, dans laquelle on trouve de l'hyperglobulie (Vaquez) avec augmentation du diamètre des hématies.

Vaisseaux.

L'angine de poitrine est une maladie du cœur, et une maladie des vaisseaux. Elle provient ou d'une névrite du plexus cardiaque ou d'une lésion des artères coronaires, laquelle s'observe rarement à l'exclusion de lésions aortiques. Telles sont les angines vraies (angina major de Huchard).

Les fausses angines dépendent de la névralgie du plexus cardiaque ou d'un spasme des artères coronaires. On les observe dans les intoxications (tabac), dans les maladies du tube digestif, dans les névroses (hystérie, neurasthénie, goître exophtalmique). Elles se distinguent des angines vraies par leur pronostic bénin, par le siège de la douleur qui est précordiale au lieu d'être rétro-sternale, par leur durée plus longue, et leur indépendance de l'effort, contrairement à l'angine vraie, dont l'accès éclate à l'occasion d'une marche, d'une agitation quelconque.

L'angine vraie fait partie du cadre de l'artério-sclérose. La syphilis, le paludisme, beaucoup d'infections et d'intoxications, génératrices d'artério-sclérose, la provoquent dans un avenir plus ou moins lointain.

Artères. — Les artérites des petites artères n'ont pas de symptomatologie bien précise. Aux membres, surtout aux membres inférieurs, les artères d'un certain calibre quand elles sont obstruées peuvent amener la gangrène (diabète, sénilité).

Dans le cerveau, où les artères sont terminales, un thrombus ou un embolus suspend la circulation dans le territoire irrigué, et il en résulte des troubles correspondant au foyer lésé.

L'aorte présente des lésions importantes parmi lesquelles les anévrismes tiennent la plus large place. L'etiologie relève de causes plus ou moins précises, artério-sclérose, tabagisme, paludisme (Lancereaux) mais surtout syphilis.

En dehors des grands anévrysmes de l'aorte (portion ascendante et crosse) qui offrent la symptomatologie des tumeurs du médiastin, Dieulafoy décrit l'anévrysme type récurrentiel qui se loge dans la concavité de la crosse (de la grosseur d'une noix), donne des signes attribuables à l'excitation du récurrent (dyspnée, voix bitonale) et se termine souvent par rupture dans la bronche gauche et hémoptysie foudroyante.

Les anévrysmes de l'aorte descendante usent les vertèbres comme ceux de l'aorte ascendante et de la crosse usent le sternum et les côtes. En comprimant la moelle, ils provoquent de la paraplégie douloureuse (racines).

L'anévrysme de l'aorte abdominale (Teissier) peut s'observer seul ou avec une aortite thoracique (par propagation) ou consécutivement à l'inflammation d'un organe voisin : rein, intestin, vésicule biliaire. Mais l'aortite abdominale par action réflexe, engendre un certain nombre de troubles gastriques.

Le diagnostic de l'aortite abdominale se fait avec les battements épigastriques d'origine nerveuse. On recherchera les quatre symptômes suivants : douleur spontanée ou provoquée au niveau de l'aorte ou des artères iliaques, la dilatation du vaisseau, appréciée en pinçant le vaisseau entre deux doigts, la déviation, surtout à gauche de l'aorte, enfin la mobilité de celle-ci. M. Teissier ajoute le signe de la pédieuse, consistant en ce que la pression artérielle plus faible normalement dans la pédieuse que dans la radiale, est plus élevée en cas d'aortite abdominale dans la pédieuse que dans la radiale. L'entéro-colite muco-membraneuse paraît avoir des rapports étroits avec l'anévrysme de l'aorte abdominale, tantôt le précédant, tantôt le suivant.

La néphrite est également une complication fréquente de cette aortite.

Veines. — Nous avons dit, à propos des phlébites, de quelle importance était la fièvre pour faciliter le diagnostic. Cette fièvre ne manque jamais dans la période préoblitérante de la phlébite : mais il faut savoir la rechercher.

Comme types de phlébites chroniques, on peut dé·
crire les varices, qui sont communes chez les arthritiques, surtout chez ceux que leur profession oblige à
rester debout longtemps, ou bien à la suite de gros-
sesses répétées (varices profondes d'abord, varices superficielles ensuite). L'ulcère variqueux est une complication souvent incurable. Il peut être confondu avec
une ulcération syphilitique, qui disparaîtra avec le
traitement mercuriel et ioduré.

C. — Localisation du côté de l'appareil digestif.

Région bucco-pharyngée. — La tuberculose, la syphilis, le cancer, provoquent dans cette région des lésions que l'on confond facilement les unes avec les
autres.

Les ulcérations sont particulièrement d'un diagnostic
délicat. Tout d'abord, il faut examiner le malade dans
son ensemble et voir s'il ne présente pas quelque lésion tuberculeuse ou syphilitique en un point quelconque de son organisme, et par lésion tuberculeuse il
faut entendre non seulement les altérations douées d'un
haut caractère de spécificité, mais même les manifestations de l'ancienne scrofule.

Les ulcérations tuberculeuses ont une marche lentement envahissante ; elles n'ont pas un contour bien net,
ont des bords décollés, renversés, sont entourées de

grains jaunes, qui ne sont autres que des tubercules caséeux ; elles retentissent parfois sur les ganglions cervicaux qui s'engorgent ; elles sont très douloureuses, et sont presque toujours précédées par la tuberculose pulmonaire.

Les ulcérations syphilitiques marchent rapidement, ont un contour net, des bords taillés à pic, laissant intacte la région avoisinant l'ulcère ; elles sont peu douloureuses en général, ne présentent pas de retentissement ganglionnaire et sont précédées d'accidents secondaires soit sur la peau, soit sur les muqueuses.

Le cancer est beaucoup plus facile à distinguer, surtout à la période ulcéreuse. Il s'accompagne d'adénites cervicales, présente des ulcérations irrégulières, fongueuses, disséminées dans une masse bourgeonnante, saignant très facilement. Il a une marche envahissante, et son extension est diffuse.

Œsophage. — Le symptôme qui trahit l'altération de l'œsophage, c'est la dysphagie, commune à beaucoup d'affections (angines, compressions de l'œsophage, spasmes, ulcère de l'œsophage, cancer).

Quand on a constaté un rétrécissement de l'œsophage, soit par le cathétérisme, soit à l'aide des douleurs éprouvées au moment de la déglutition, ou même spontanées, il faut se demander si ce rétrécissement provient d'une cause extra-œsophagienne (tumeurs voisines, du médiastin), d'une cause nerveuse, d'un cancer ou d'un ulcère de l'œsophage, ou d'une cicatrice.

Les tumeurs du médiastin se reconnaissent à leurs signes propres : l'anévrisme de l'aorte est une des plus fréquentes. D'ailleurs, les tumeurs de l'œsophage appartiennent au médiastin.

Les spasmes s'observent chez les nerveux jeunes. Ils cèdent complètement un instant pour reparaître immédiatement après. Bien que le spasme vienne se surajouter aux lésions organiques de l'œsophage, il n'y a jamais, dans celles-ci, disparition aussi brusque et aussi complète des accidents.

Le cancer de l'œsophage est une affection atteignant les personnes qui ont dépassé la cinquantaine. Il peut être bien toléré jusqu'au moment où le rétrécissement s'accuse ; alors les phénomènes de retentissement général se précipitent et la mort survient rapidement. Son siège est au tiers supérieur ou au tiers inférieur du conduit de préférence.

Il se distingue des rétrécissements d'une autre nature, par les signes généraux, les vomissements qui sont des régurgitations contenant du sang et des matières néoplasiques, par les compressions des nerfs et organes voisins (pneumogastrique, récurrent, larynx, etc.), par l'haleine fétide et les adénopathies sus-claviculaires. La mort arrive par cachexie cancéreuse, ou par complication (hémorragie du plexus veineux périœsophagien, gangrène pulmonaire, perforation de la trachée, de l'aorte, des bronches, du péricarde),

L'ulcère de l'œsophage analogue à l'ulcère rond de l'estomac, dont il reconnait la pathogénie (chez les hyperchlorhydiques, régurgitations acides et spasme du cardia), s'observe près de l'ouverture de l'œsophage dans l'estomac. Il peut donner lieu à des hémorragies importantes, et laisse une cicatrice.

Les rétrécissements cicatriciels (absorption de liquides brûlants ou corrosifs, de corps étrangers, plaies de l'œsophage) se reconnaissent aux commémoratifs, à la phase irritative et inflammatoire qui a précédé la sténose. Il n'y a pas de compression des organes voisins, comme dans le cancer, à moins de poche développée au-dessus du point rétréci ; donc pas de troubles de la respiration ni de la voix. L'abdomen est rétracté, l'estomac diminué de capacité.

Le rôle de la syphilis n'est pas bien connu dans la production des rétrécissements de l'œsophage. On a cité des gommes du conduit. Ces accidents coïncident en général avec des manifestations cutanées ou muqueuses, et guérissent par le traitement spécifique.

Estomac. — Les gastrites et les dyspepsies tiennent une grande place dans le cadre des maladies de l'estomac. Les dyspepsies proviennent des altérations chimiques du contenu stomacal ; les gastrites sont des lésions de l'estomac. D'après Hayem, il n'y a pas de dyspepsie sans gastrite, ce qui est contesté.

Les gastrites forment un ensemble assez touffu. On distingue la gastrite muqueuse, la gastrite hyperpeptique, la gastrite atrophique, la sclérose hypertrophique sous-muqueuse ou linité plastique de Brinton.

La gastrite muqueuse dans les antécédents de laquelle on trouve souvent l'alcoolisme, est difficile à distinguer du cancer.

Il sera nécessaire de suivre le malade pendant longtemps pour faire le diagnostic. Des périodes de rémission très franches et durables sont en faveur de la gas-

trite chronique. Si dans celle-ci, il y a des hématémèses, elles sont moins fréquentes, moins abondantes. Les
vomissements de la gastrite sont pituiteux, tandis que
ceux du cancer sont alimentaires. Le cancer est toujours plus douloureux que la gastrite et a une évolution
plus rapide. Mais le cancer se développe parfois sur une
gastrite chronique ancienne, et il est alors bien difficile
de savoir quand a commencé la période néoplasique, à
moins qu'apparaissent des signes induscutables (tumeur
épigastrique, hématémèses noires, ganglions sus-claviculaires, œdème des jambes).

La gastrite hyperpeptique domine pour Hayem l'hyperchlorhydrie simple et l'hyperchlorhydrie continue
(maladié de Reichmann). Pour beaucoup, on ne doit pas
assimiler les troubles chimiques aux lésions stomacales,
et le gastrite hyperpeptique peut rester latente sans
déterminer le syndrome des hyperchlorhydries.

L'atrophie gastrique réalise le tableau de l'anémie
pernicieuse, souvent mortelle en quelques mois.

Le sclérose hypertrophique sous muqueuse n'a pas
d'individualité clinique.

Les dyspepsies se caractérisent par l'exagération ou
non de la secrétion de l'acide chlorhydrique.

a) Exagération : Hyperchlorhydrie simple.

Hyperchlorhydie continue permanente ou paroxystique (maladie de Reichmann et gastroxynsis).

L'hyperchlorhydrie simple est compatible avec un
bon état général, surtout si on la combat avec la médication antiacide. Les douleurs assez caractéristiques de
cette dyspepsie surviennent quelques heures après les

repas, durent un temps variable et sont soulagées par un vomissement très acide.

La maladie de Reichmann (gastro-sucorrhée) est grave. Elle débute par des crises intermittentes qui se rapprochant de plus en plus finissent par se confondre. On observe des complications, telles que la dilatation de l'estomac, souvent considérable et l'ulcère rond. L'intolérance gastrique est quelquefois absolue, et l'état général s'altère, au point que le malade ressemble à un cachectique cancéreux. C'est surtout dans la maladie de Reichmann qu'on décrit la tétanie, le coma dyspeptique et le syndrome des sténoses sous-pyloriques, d'ortgine spasmodique.

b) *Insuffiance d'acide chlorhydrique.* — Elle engendre la dyspepsie atonique ou asthénique ou encore nervo-motrice.

Ici, c'est surtout le système musculaire qui est atteint et rendu atonique, en même temps que la sécrétion chlorhydrique est diminuée d'activité. D'après Mathieu, cette dyspepsie atonique correspond en grande partie à l'ancienne dyspepsie flatulente et aussi à la gastrite catarrhale des auteurs. La dyspepsie nervo-motrice stomacale est communément associée à la dyspepsie nervo-motrice intestinale. Le chimisme n'est pas toujours le même ; mais il y a généralement hypochlorhydrie. C'est la dyspepsie des névropathes, des chlorotiques, des tuberculeux du début. Elle cède facilement à un régime approprié, surtout dans les formes légères qui s'accompagnent d'un peu de distension stomacale sans dilatation. On la distinguera facilement de la dyspepsie hyperchlorhydrique, en ce que les douleurs commencent plus tôt que dans celle-ci (une demi-heure, une heure au plus après le repas), qu'il s'agit de pesanteur douloureuse avec gonflement, alors que dans l'hyperchlorhydrie les douleurs sont très aiguës, en broche parfois comme dans l'ulcère.

Toutes les dyspepsies retentissent sur le cœur (Potain), par réflexe agissant sur les capillaires pulmonaires pour augmenter la pression dans les poumons et dilater le cœur droit (accentuation du deuxième bruit pulmonaire, bruit de galop droit, insuffisance tricuspide).

Au point de vue chimique, il y a eu ces temps derniers des études fort intéressantes, mais dont les résultats ne sont pas encore entrés dans la clinique courante. On recherche chez le malade après un repas d'épreuve, la quantité d'acide chlorhydrique libre, le chlore combiné aux albuminoïdes, le chlore combiné aux substances minérales, et l'acidité totale. Il faut en effet, dans un cas de dyspepsie donné, connaître non seulement la teneur du suc gastrique en HCl, mais aussi sa teneur en acides de fermentation, qui dans les cas de stase, sont en abondance (acide lactique notamment).

Les maladies générales retentissent sur l'estomac, telle surtout la tuberculose qui offre dans sa première période un syndrome dyspeptique (asthénique) susceptible d'égarer le diagnostic.

Les néphrites chroniques, dans leur phase urémique, présentent des ulcérations stomacales, avec vomissements presqu'incoercibles.

Dans l'alcoolisme, dans les maladies du cœur (hypérémie veineuse), on trouve souvent des ulcérations, mais absolument différentes de l'ulcère rond.

Gastralgie. — Autrefois, elle englobait tout ; maintenant on admet qu'elle est constituée par une crampe douloureuse de l'estomac survenant sans aucun rapport fixe de temps avec l'ingestion des aliments (Mathieu). On élimine donc ainsi les dyspepsies. L'hérédité névropathique joue un grand rôle dans la gastralgie.

La gastralgie est un élément des crises gastriques tabétiques, celles-ci presque toujours précédées ou accompagnées de douleurs fulgurantes, et se terminant par des vomissements faciles, ayant les caractères des vomissements d'origine centrale.

Le vomissement de Leyden qui vient par crises, les vomissements que l'on fait dépendre de « crises essentielles » appartiennent peut-être à un tabès méconnu. C'était l'opinion de Charcot.

Le cancer de l'estomac, l'ulcère de l'estomac, la dilatation de l'estomac font l'objet de tableaux, auxquels nous renvoyons le lecteur.

Intestin. — Les entérites présentent de la diarrhée, de la constipation, des alternatives de diarrhée et de constipation, et retentissent plus ou moins profondément, plus ou moins rapidement sur l'état général.

Elles sont souvent en relation avec les affections de l'estomac.

Ainsi la dyspepsie asthénique ou nervo-motrice atteint également l'intestin et l'estomac. C'est la motricité qui est en jeu.

Les entérites chroniques succèdent aux entérites

aiguës ou sont chroniques d'emblée. La dysenterie chronique, entérite spécifique, fait suite à la dysenterie aiguë.

Entérites chroniques. — Dans la premlère enfance, l'entérite chronique est une des caractéristiques de l'athrepsie. Plus tard, l'alcoolisme joue le plus grand rôle dans la production de l'entérite chronique, qui peut aussi s'associer à des auto-intoxications d'ordre général (urémie) des toxi-infections (cancer, syphilis, tuberculose), à des phénomènes de stase locale (cardiopathies, cirrhoses).

L'entérite tuberculeuse peut être provoquée par les crachats déglutis ; plus rarement elle a une origine vasculaire ou lymphatique.

S'il y a parfois de la granulie intestinale, comme dans le péritoine, il s'agit le plus généralement d'ulcérations typiques.

Le symptôme principal c'est la diarrhée tenace, noire, s'installant insidieusement avec retentissement immédiat sur l'état général.

La tuberculose qui se localise sur le segment iliocœcal a fait l'objet de travaux récents. On en reconnaît trois formes : (Bérard et Patel) : une forme ulcéreuse, une forme entéro-péritonéale, une forme hypertrophique.

Cette dernière se reconnaît à la période d'état par une tumeur dans la fosse iliaque droite. Elle a pu guérir par résection du segment ilio-cœcal, quand la tuberculose pulmonaire n'existait pas où était peu avancée.

L'entérite muco-membraneuse est bien une entérite chronique, mais avec des crises aiguës. Elle a été décrite plus haut.

La dysenterie chronique est une affection désespérante par sa ténacité. Les selles assez fréquentes ne contiennent généralement pas de sang. Il se développe un état cachectique qui finit par emporter le malade, si un traitement approprié, nécessitant la patience du médecin, l'énergie du malade n'intervient pas ; le moindre écart de régime suffit pour réveiller une dysenterie qui paraissait définitivement guérie.

L'abcès du foie est une complication fréquente de la dysenterie. Par contre, les ulcérations, cependant très profondes, ne donnent lieu que rarement à des perforations ; c'est parce que au niveau de ces ulcérations, le péritoine s'épaissit, provoquant une sorte de péritonite partielle, qui empêche non seulement la perforation, mais la généralisation de l'inflammation à toute la séreuse.

L'appendicite chronique est peu connue cliniquement. Elle ne se révèle guère que par des crises aiguës et dans les périodes intercalaires par des douleurs vagues de l'abdomen, avec amaigrissement et faiblesse (appendicalgie), symptômes pouvant relever de la péritonite sous-hépatique (R. Tripier).

Cancer de l'intestin (voir le tableau le concernant).

Ulcère du duodénum. — Il évolue souvent d'une façon latente, (alors que le fait est tout à fait exceptionnel dans l'ulcère de l'estomac), et ne se révèle qu'au moment de la perforation.

Le premier symptôme, véritablement dramatique, c'est le coup de poignard péritonéal (Dieulafoy), douleur qui n'existe jamais aussi brusque, aussi intense dans les autres affections abdominales (coliques hépatiques, occlusion intestinale, appendicite). A cette douleur succède immédiatement l'altération profonde des traits, la faiblesse du pouls, l'élévation de la température quand éclate la péritonite, tout de suite généralisée. Il peut en résulter des abcès sous-phréniques.

On distinguera l'ulcère du duodénum perforé de l'appendicite, parce que la douleur de l'ulcère siège à la région gastro-hépatique, celle de l'appendicite siégeant au point de Mac Burney, parce que cette douleur n'est jamais aussi intense dans l'appendicite que dans l'ulcère, ni aussi brusque, parce qu'enfin les signes abdominaux (dureté, tympanisme), sont tout de suite plus généralisés dans l'ulcère que dans l'appendicite.

Dans l'occlusion intestinale, les accidents sont loin d'avoir la marche extrêmement rapide qu'ils prennent dans la perforation, suite d'ulcère du duodénum.

A moins que l'ulcère ait été précédé des signes classiques attribués à son siège stomacal, il est impossible de dire, en cas de perforation, si l'on a affaire à un ulcère de l'estomac ou à un ulcère du duodénum.

En ce qui concerne les signes de celui-ci, avant la perforation, ils se réduisent à des douleurs de l'hypochondre droit, survenant quelques heures après les repas, rarement avec hématémèses, mais plus fréquemment avec du mélæna.

Si l'ulcère siège dans la seconde partie du duodénum, on peut constater de l'ictère.

Hémorrhoïdes. — Véritables varices des veines hémorrhoïdales, elles relèvent de causes générales diathésiques (arthritisme, asthénie vaso-motrice d'origine centrale de Lancereaux), de causes locales (compression des gros troncs portes par cirrhose, tumeurs, hématocèles). La grossesse, les congestions menstruelles, la constipation, favorisent leur apparition chez la femme. D'ailleurs, l'absence de valvules dans le système porte, l'étranglement sphinctérien des veines hémorrhoïdales, favorisent la stagnation sanguine. Il se peut aussi que les hémorrhoïdes soient de véritables phlébites, l'infection étant permanente autour de l'orifice anal (Quénu).

Il faut bien savoir que les hémorrhoïdes cachent souvent des lésions plus graves (épithélioma, fistules) qu'il faut savoir rechercher.

Vers intestinaux. — (Voir le tableau).

Constipation. — C'est la stase dans l'intestin de matières fécales qui y subissent un degré plus ou moins marqué de dessication (Mathieu). Pour d'autres, c'est la rareté relative des évacuations alvines (Debove). Donc, pour ceux-ci, une diarrhée intra-intestinale sans évacuation relève de la constipation ; pour les premiers, il n'en est pas de même.

Elle peut être consécutive à des maladies générales (paralysies, spasmes) ou locales (occlusion intestinale) ; elle peut aussi être primitive, et dans ce cas rentre dans le cadre des dyspepsies.

En effet, elle complique la plùpart des dyspepsies (hyperchlorhydrie, par exemple), et est souvent la conséquence d'un état névropathique général (arthritisme, obésité, uricémie, diabète, neurasthénie, entéroptose qui agit également par influence locale), fond de la constipation habituelle.

D'après Flexner, cité par Mathieu, il faudrait envisager la constipation par atonie, et la constipation par spasme, avec des formes mixtes, atonie en bas et spasme enhaut (côlon, d'où corde colique ascendante, transverse et descendante).

D'autres fois, il faut faire intervenir la diminution ou la suppression des sécrétions de l'intestin (l'absence de bile aurait cet effet).

Diarrhée. — Elimination par l'anus d'une quantité d'eau venue de l'intestin grêle et bien supérieure à la normale. Quand l'eau vient exclusivement du gros intestin, il y a une fausse diarrhée, comme dans certains cas de colite muco-membraneuse et dans la dysenterie (Mathieu).

La diarrhée peut être due à des influences nerveuses générales agissant soit sur le muscle intestinal (coliques), soit sur les organes de sécrétion et d'absorption de l'intestin (crises nerveuses ou psychiques, goitre exophtalmique).

L'infection et l'intoxication (poisons minéraux, toxines microbiennes) se traduisent souvent par la diarrhée.

Les névropathes sont sujets à la diarrhée, quelquefois sans cause apparente, d'autres fois sous l'influence

d'une émotion, du froid, de la chaleur, d'un traumatisme.

Mais le mécanisme de la diarrhée, comme celui de la
purgation, est très discuté ; les uns admettent qu'il y a
exagération des sécrétions intestinales, les autres, qu'il
y a insuffisance d'absorption des liquides ingérés, le tout
pouvant relever d'un trouble nerveux central ou réflexe
impressionnant les vaso-moteurs intestinaux.

La diarrhée est parfois un procédé de défense de
l'organisme, qui veut ainsi se débarrasser des poisons
qui l'encombrent. Telle est la diarrhée urémique, que
l'on ne doit pas supprimer. Telles sont les diarrhées
des grandes infections.

La diarrhée est commune dans beaucoup d'entérites,
avec ou sans ulcérations de la muqueuse. Elle alterne
souvent avec la constipation.

La gêne de la circulation porte (cirrhoses, tumeurs
agissant par compression) favorise la diarrhée, peut-être
par hypersécrétion glandulaire.

Péritoine. — La péritonite tuberculeuse englobe
presque toutes les péritonites chroniques, dont certaines
peuvent cependant s'observer au cours des néphrites
chroniques, des cardiopathies, de l'alcoolisme.

Les principaux signes de la péritonite tuberculeuse
sont : le début insidieux, les alternatives de diarrhée et
de constipation, les douleurs abdominales, marquées
surtout à la palpation quand on enfonce la main et
qu'on la retire immédiatement. L'ascite est fréquente.
La matité n'est pas aussi régulière que dans l'ascite
cirrhotique. Il y a des zones sonores à côté de zones

mates qui restent fixes malgré les mouvements imprimés au sujet.

A la palpation, on obtient des froissements, des cris
intestinaux, de la crépitation amidonnée, et l'on déli-
mite plus ou moins confusément des gâteaux formés de
plaques néo-membraneuses, bourrées de tubercules.

Les troubles digestifs : anoréxie, vomissements, sont
constants, mais plus ou moins marqués.

La fièvre est irrégulière. L'affaiblissement graduel
emporte le malade, au bout d'un temps très variable
(quelques mois à deux ans), mais il y a des formes
(forme fibreuse au point de vue anatomique) qui guérissent facilement.

La péritonite tuberculeuse est parfois secondaire à la
tuberculose pulmonaire, mais souvent aussi primitive.
Elle se propage aux plèvres, aux méninges, peut déterminer des perforations intestinales (de dehors en dedans)
avec clapiers stercoraux, ou des perforations cutanées
avec phlegmons stercoraux très graves.

Au niveau de la rate, du foie, du cœcum, des organes
génitaux, on observe des péritonites tuberculeuses
partielles (périsplénite, périhépatite, pérityphlite, pelvi-
péritonite).

L'affection qu'on appelle ascite essentielle, chez les
jeunes filles notamment, est probablement de nature
tuberculeuse. Elle disparaît spontanément en quelques
mois.

Le diagnostic de la péritonite tuberculeuse se fera
avec le cancer du péritoine (âge, cancer d'un organe, pas
de fièvre, ganglions, cachexie), avec les kystes de

l'ovaire (matité centrale, absence de fièvre) (1), la cirrhose de Laennec (ascite avec liquide très mobile, pas de gâteaux, circulation générale complémentaire sus-ombilicale, auscultation).

Cancer du péritoine. — Le diagnostic en est très difficile avec la péritonite tuberculeuse ; nous venons d'examiner les éléments dont on doit tenir compte ; ajoutez que l'ascite est plus souvent hémorragique dans le cancer que dans les autres affections.

Avec le kyste de l'ovaire, l'état général longtemps intact sera un excellent guide.

Les symptômes intestinaux ne sont jamais aussi marqués dans le cancer du péritoine que dans le cancer de l'intestin ; l'on pourra ainsi distinguer l'un de l'autre. L'ascite est peu fréquente dans les tumeurs de l'intestin, alors qu'elle est de règle dans les cancers du péritoine.

Pancréas. — Les secrétions pancréatiques ont fait l'objet de travaux considérables pendant ces dernières années. Leur altération commande presque toute la pathologie, bien mal connue encore, du pancréas.

Le diabète ou plutôt une forme du diabète, le diabète maigre paraît en rapport avec des troubles anatomiques ou fonctionnels des organes producteurs de la secrétion interne (probablement les ilots de Langerhans).

D'après Lépine, la secrétion interne contiendrait un

---

(1) Le cyto-diagnostic (Tuffier et Milian) montre que si dans la péritonite tuberculeuse, la formule est surtout lymphocytaire, on trouve dans le kyste de l'ovaire des cellules multiformes.

ferment glycolytique dont l'absence empêcherait la destruction du sucre et provoquerait la glycémie et la glycosurie.

Le cancer primitif du pancréas est l'affection la mieux connue de cette glande. Il s'agit d'un squirrhe à évolution très rapide, et dont le diagnostic est très difficile. La tumeur, siégeant à la tête du pancréas est presque impossible à sentir, à moins qu'elle ait pris des dimensions énormes. Les douleurs épigastriques n'ont rien de caractéristique.

Les vomissements sont précoces et parfois graisseux. Mais ce que l'on note, comme signe capital, c'est l'apparition d'un ictère foncé qui, une fois installé, ne subit aucune rémission, et s'accompagne de décoloration des selles avec pigments biliaires dans l'urine. De plus la vésicule est distendue, parfois grosse comme le poing. Le foie d'abord hypertrophié légèrement, se rétracte. Le symptomatologie se complique d'accidents dus à la compression des organes du voisinagre. En dehors de l'ictère par compression du cholédoque, on voit l'œdème des membres inférieurs par compression de la veine cave, l'ascite par compression de la veine porte, l'ectasie stomacale par compression du duodenum. Les gros vaisseaux peuvent être ulcérés (hémorragie foudroyante).

La digestion des graisses ne se fait pas ; l'épreuve de Sahli (absorption de salol) permet de constater que la secrétion entière de l'organe est altérée, puisque le salol ne se dédouble pas en acide phénique et en acide sa licylique, dernier corps que l'on ne trouve plus dans l'urine. La glycosurie est tout à fait exceptionnelle.

Le cancer du pancréas retentit très précocement sur l'état général et entraine la mort en quelques mois.

Il faut le distinguer en cas d'ictère de toutes les obstructions du cholédoque ; dans la lithiase, la vésicule n'est pas distendue, l'ictère est plus variable, la cachexie est lente à se développer. Dans le cancer de l'ampoule de Vater, les signes sont analogues ; mais l'affaiblisse- est moins rapide.

Foie. — Aux agents infectieux et toxiques qui imprégnent le foie pendant une période plus ou moins prolongée, l'organe réagit le plus souvent par la sclérose, par la cirrhose.

Le nombre des agents cirrhogènes est considérable ; c'est ce qu'on admet aujourd'hui, alors qu'autrefois l'alcool semblait la seule substance cirrhogène dont l'action fut bien déterminée. Bien plus, le rôle sclérogène de l'alcool est fortement combattu par certains, qui attribuent une importance beaucoup plus grande aux poisons du tractus gastro-intestinal. L'alcool, en perturbant l'élaboration digestive, pousserait à la formation de ces poisons, qui par la veine porte iraient scléroser le foie. L'alcool n'a pas de pouvoir sclérogène selon Lancereaux ; il produirait seulement la stéatose, la dégénérescence graisseuse. Beaucoup de cirrhoses seraient dues à la localisation de l'artério-sclérose sur le foie.

Deux grands types anatomo-cliniques sont bien établis ; ce sont la *cirrhose atrophique* de Laennec, qu'on appelle encore cirrhose alcoolique, bien que pour beaucoup l'alcool ne soit plus l'agent causal, la *cirrhose hypertrophique biliaire* de Hanot, dont la cause est probablement d'ordre infectieux, la maladie avec ses poussées aiguës semblant être une véritable maladie infectieuse.

La cirrhose atrophique de Laennec est bien connue : foie petit, ascite, circulation veineuse complémentaire, troubles digestifs, hémorragies, grosse rate, évolution ne dépassant guère deux ans, pouvant se terminer par le syndrome de l'ictère grave.

La cirrhose hypertrophique biliaire de Hanot ne l'est pas moins : foie gros, pas d'ascite, pas de circulation veineuse complémentaire, ictère procédant par poussées, pléiochromique sans décoloration des selles, fièvre au moment des poussées, grosse rate, évolution plus longue conduisant également à l'insuffisance hépatique mortelle (4-5 ans.)

Autour de ces deux types viennent s'en greffer un certain nombre d'autres, bien moins définis anatomiquement et cliniquement. Les uns reconnaissent une origine toxique, comme la cirrhose de Laennec, les autres une origine infectieuse comme la cirrhose de Hanot, division, semble-t-il, un peu schématique, puisque les causes toxiques et infectieuses peuvent se combiner, et qu'il est impossible de faire ressortir à chaque cause sclérogène, un type anatomique et clinique fixe.

Ainsi on s'est aperçu que l'alcool pouvait donner lieu à des cirrhoses hypertrophiques, et que les ascites curables rentraient dans cette catégorie. Nous avons dit que pour Lancereaux et d'autres, l'alcool était dépourvu de tout pouvoir cirrhogène, et beaucoup de cirrhoses dites alcooliques surviendraient à la suite d'excès de vin, qui agirait non pas par son alcool, mais par le sulfate de potasse qu'il contient.

Certains admettent que la cirrhose hypertrophique n'est que la première phase de la cirrhose atrophique, que celle-ci serait donc curable dans la période de début, quand le foie est hypertrophié, incurable quand le foie est rétracté.

Les maladies infectieuses aigües et chroniques sont susceptibles de conduire à la cirrhose plus ou moins rapidement. Mais les cirrhoses des maladies infectieuses aiguës, de la fièvre typhoïde, des fièvres éruptives, sont encore bien mal connues. La tuberculose, la syphilis, le paludisme sont au contraire des maladies provoquant indubitablement la cirrhose, mais dont les caractéristiques sont plus anatomiques que cliniques.

La cirrhose calculeuse est également d'origine infectieuse, et la lithiase avec obstruction des voies biliaires n'est guère capable à elle seule de réaliser le syndrome et la lésion.

La cirrhose cardiaque nécessite aussi probablement l'intervention des microbes ou des poisons qui se sont développés dans l'organisme à la faveur des troubles circulatoires (stase veineuse qui à elle seule ne suffit pas à créer la cirrhose.)

Le diagnostic de la cirrhose atrophique se fait avec

toutes les maladies à ascite (voir le tableau). Disons que dans cette maladie la cellule hépatique est atteinte profondément et précocement. Aussi les phénomènes d'insuffisance hépatique sont-ils plus marqués que dans les autres cirrhoses. Les hémorragies ont une valeur diagnostique considérable. Le premier symptôme de la cirrhose peut être une hémorragie importante à la suite d'un incident banal, l'avulsion d'une dent par exemple, une piqûre légère.

Le diagnostic de la cirrhose hypertrophique — biliaire ou non — se fera avec toutes les maladies à gros foies (voir le tableau).

On devra toujours penser à la possibilité des lésions syphilitiques, et cette idée sera corroborée par les commémoratifs, la concomitance d'accidents spécifiques cutanés ou muqueux. La syphilis se manifeste par un foie gros déformé, que l'on appelle foie ficelé, capitonné ; mais la tuberculose peut aussi s'accompagner de lésions semblables, qui n'ont donc rien de pathognomonique, quoiqu'elles soient infiniment plus fréquentes dans la syphilis.

La cirrhose hypertrophique biliaire doit se distinguer des ictères chroniques, dues à diverses causes (obstruction calculeuse — compression des canaux biliaires par des tumeurs de l'intestin ou du pancréas). Les douleurs qui accompagnent les poussées de la cirrhose de Hanot ne sont jamais aussi vives que les douleurs de la colique hépatique, qui une fois passée, laisse l'état général excellent, contrairement à ce qui se passe dans la cirrhose hypertrophique biliaire. Les signes d'insuffisance hépatique, quoique atténués dans les premières phases de la maladie, existent toujours, alors que dans l'obstruction calculeuse ils n'existent pas, à moins de complication (cirrhose calculeuse).

Dans le cancer du foie, la rate n'est pas grosse alors qu'elle est toujours tuméfiée dans les cirrhoses.

Cancer du foie. — Rarement primitif, mais presque toujours secondaire (cancer de l'estomac ou de l'intestin). Le cancer secondaire peut être une trouvaille d'autopsie, parce que pendant la vie ses symptômes propres ont été masqués par ceux du néoplasme primitif.

Les deux formes anatomiques du cancer primitif du foie (cancer massif et cancer nodulaire) ont une symptomatologie quelque peu différente. Si tous les deux s'accompagnent de troubles digestifs marqués, de douleurs analogues à celles de la colique hépatique, avec intoxication rapide, le cancer massif est cependant moins douloureux, ne présente ni ictère, ni ascite, et l'hypertrophie du foie est considérable ; le cancer nodulaire peut présenter de l'ictère et de l'ascite avec à la surface du foie plus ou moins déformé, de petits nodules portant en leur centre une cupule caractéristique.

Il est presqu'impossible de distinguer le cancer du foie du cancer de la vésicule biliaire ; l'ictère est cependant plus constant dans celui-ci. La tumeur dure de la vésicule permettra d'éliminer le cancer du pancréas ; mais si le cancer des voies biliaires siège plus bas que la vésicule, dans le cholédoque par exemple, la vésicule sera distendue comme dans le cancer du pancréas.

Dans la lithiase biliaire, le foie et la vésicule ne sont distendus qu'au début de la maladie, et ils diminuent plus tard.

Les kystes hydatiques sont facilement différenciés des cirrhoses hypertrophiques et des néoplasmes parce que l'état général se maintient satisfaisant, pendant très longtemps, jusqu'au moment où le développement du kyste est une cause de gène pénible.

L'urticaire qui se développe plus communément dans les kystes du foie que dans les autres maladies de cet organe, a une certaine valeur diagnostique. Quant au dégout des matières grasses, on convient maintenant qu'il ne faut pas y ajouter beaucoup d'importance. Le frémissement hydatique est un signe inconstant et difficile à percevoir.

Rate. — Le tableau concernant les grosses rates et celui concernant les ptoses (rate mobile) donnent les grandes caractéristiques symptomatologiques de la pathologie de la rate. Disons encore que la rate, altérée par des processus antérieurs (paludisme surtout) est susceptible de se rompre sous l'influence d'une cause occasionnelle (traumatisme, ponction exploratrice) dans le péritoine en entraînant la mort par hémorragie foudroyante en quelques instants ou la mort rapide en quelques jours.

D. — Localisation du côté des reins.

La néphrite aiguë des maladies infectieuses peut passer à l'état chronique. Ce sont des néphrites diffuses avec prédominance épithéliale (gros rein blanc).

Il y a une certaine catégorie de néphrites qui paraissent chroniques d'emblée et sont des déterminations d'un processus d'ordre général, de l'artério-sclérose. Le tissu conjonctif est intéressé plus que les éléments nobles qui sont étouffés peu à peu par le processus scléreux (petit rein rouge). C'est la néphrite interstitielle ou néphrite artérielle.

Les néphrites épithéliales forment une transition entee les néphrites aiguës ét les néphrites chroniques : beaucoup d'entre elles sont subaiguës. Par contre les néphrites interstitielles sont véritablement chroniques. Quand on parle de mal de Bright on a en vue toutes les néphrites chroniques, mais particulièrement la néphrite interstitielle. Il y a d'ailleurs des formes mixtes.

La néphrite épithéliale est la néphrite albuminurique par excellence, l'albumine étant constante dans les urines pendant toute la durée de la maladie, et atteignant souvent un taux élevé (5, 6 à 20 grammes par litre). Les urines sont peu abondantes et denses renfermant des cylindres hyalins ou granuleux et même colloïdes. La perméabilité réniale est accrue ; le bleu de méthylène passe plus rapidement qu'à l'état normal. C'est que le filtre est percé (Bard). Les œdèmes, mous, blancs, sont toujours prononcés. Les malades s'éteignent peu à peu, par suite du progrès des œdèmes et de l'affaiblissement cardiaque.

Une telle néphrite peut se compliquer de lésions interstitielles, réaliser une forme mixte ; parfois même elle peut évoluer absolument vers la néphrite interstitielle, ce qui paraît rare.

La néphrite interstitielle est une affection des plus communes, susceptible d'éclater à la faveur d'intoxications diverses (alcool dont l'influence est contestée, plomb, intoxication alimentaire) amenant l'hypertension artérielle d'abord, la sclérose artérielle ensuite.

D'autres fois elle serait liée au développement défectueux du système artériel (néphrite artérielle, aplasie artérielle de Lancereaux) qui peut se rencontrer dans la chlorose, et réaliser le chloro-brightisme.

Il est nécessaire de chercher les petits signes (Dieulafoy) : doigt mort, fourmillements, épistaxis, crampes, polyurie, pollakiurie, signe de la temporale, dure et flexueuse, bourdonnement d'oreilles, état vertigineux.

Puis la maladie se confirme. La polyurie comporte des urines pâles, abondantes, peu toxiques, contenant de l'albumine d'une manière tout à fait inconstante, et en petite quantité. L'élimination du bleu de méthylène est retardée.

Les œdèmes sont peu marqués, très mobiles, passant d'une région à une autre, pouvant se localiser à la glotte, au poumon, au cerveau et provoquer rapidement des accidents d'une très haute gravité (œdème glottique, œdème aigu du poumon, paralysie).

Le cœur est hypertrophié ; le second bruit aortique est claqué ; au-dessus de la pointe qui bat dans le sixième ou septième espace, sur la ligne mamelonnaire, on entend un bruit de galop présystolique. La pression artérielle est sensiblement élevée.

Parmi les accidents susceptibles de mettre fin à la maladie, il faut citer l'urémie avec ses variétés classiques : urémie cérébrale, urémie dyspnéique, urémie gastro-intestinale. Rare dans les néphrites épithéliales, plus commune dans les néphrites aiguës (scarlatineuse surtout) elle se rencontre fréquemment dans la néphrite interstitielle.

L'urémie peut éclater brusquement annoncée seulement par un peu de céphalalgie, du myosis, de l'agitation, une langue rouge et sèche. de l'anhélation plus marquée qu'à l'ordinaire, et souvent un assourdissement des bruits du cœur, ou plus généralement affecte une marche lente. L'hypothermie est de règle dans tous les cas, ainsi que la respiration de Cheyne–Stokes et les vomissements. Le coma urémique est habituel.

Il arrive aussi un moment où l'hypertension artérielle et l'hypertrophie du cœur véritablement providentielles puisqu'elles assurent la dépuration urinaire, ne suffisent plus à leur tâche et font place à l'hypotension et à la dilatation du cœur. Il en résulte des stases dans les diverses organes et une asystolie ressemblant à l'asystolie cardiaque. Le malade est dès lors un cardio-rénal.

Toutes les complications de l'artério-sclérose se trouvent naturellement dans la néphrite interstitielle. Les complications vasculaires sont les plus importantes (hémorragies cérébrales, angine de poitrine, pouls lent permanent).

Les grandes maladies chroniques, la tuberculose, la syphilis, le paludisme, peuvent donner lieu à des néphrites, qu'il ne faut pas confondre avec les productions spécifiques susceptibles de se développer dans le rein (tubercules, gommes, par exemple). La néphrite tuberculeuse peut exister comme une néphrite albuminurique ordinaire, surtout si la tuberculose rénale est primitive. Elle s'annonce souvent par des hématuries comparables aux hémoptysies, et qui en ont la signification.

La tuberculose du rein (ne pas confondre avec la néphrite tuberculeuse) donne lieu à des douleurs provoquées par le ballottement rénal, ce dernier facile à percevoir, parce que le rein est augmenté de volume. Dans les urines, on trouve du pus et dans le culot de centrifugation on tcouve le bacille de Koch.

La néphrite syphilitique ressemble aux néphrites albuminuriques ordinaires. Les gommes du rein peuvent provoquer des hématuries.

Le paludisme touche peu le rein, quoiqu'on en ait dit. C'est l'opinion de Le Dantec et c'est la mienne. La coïncidence d'une néphrite chronique avec le paludisme n'implique pas que ce dernier en soit l'origine.

Lithiase rénale. — Les calculs sont formés d'acide urique, d'acide oxalique ou de phosphate de chaux, et l'arthritisme commande leur formation.

Elle se révélera par des douleurs sourdes, exagérées par les chocs brusques, les cahots, mais que le repos apaise, par des hématuries, provoquées également par des secousses irrégulières (voitures mal suspendues), et par la crise de colique néphrétique.

La colique néphrétique est extrêmement douloureuse. La douleur part de la région lombaire, s'irradie le long du trajet de l'uretère jusqu'au testicule qui se rétracte, avec irradiations secondaires dans l'abdomen, le périnée, la cuisse qui se fléchit sur le bassin.

Au bout de huit à dix heures, la crise se termine, souvent après une exacerbation des douleurs ; les urines contiennent alors des graviers, avec du sable rouge, qu'en l'absence de toute douleur, de toute colique, on peut trouver quotidiennement dans l'urine des lithiasiques.

Dans la névralgie ilio-lombaire, la douleur est moins vive ; les points névralgiques permettent le diagnostic.

Des complications sont à craindre : les vomissements sont quelquefois très intenses ; le cœur peut s'arrêter sous l'influence d'un réflexe (syncope mortelle) ; l'hématurie est fréquente, et aussi l'anurie, syndrome susceptible de se rencontrer dans beaucoup de circonstances dans les néphrites aiguës et chroniques par exemple, mais plus fréquent dans la lithiase. (Obstruction mécanique et réflexe réno-rénal.)

Le séjour des calculs dans le bassinet peut déterminer

une infection ascendante, et consécutivement la pyoné-
phrose, qui coïncide généralement avec de la cystite,
preuve d'une infection descendante. L'inflammation
peut se communiquer au tissu celluleux péri-rénal
(phlegmon périnéphrétique).

Parfois il n'y a pas d'infection, mais seulement dilatation des voies ascendantes. C'est l'hydronéphrose qui
peut être partielle ou complète, cette éventualité dernière se produisant quand l'uretère est obstrué. Le
rein peut s'atrophier, et sa fonction sécrétoire peut être
annihilée.

Cancer du rein. — Les hématuries peuvent être
précoces. On les distinguera des hématuries de la
lithiase, parce que le repos ne les modère point, pas plus
d'ailleurs que le mouvement les exagère, et parce
qu'elles ne sont pas douloureuses. On reconnaîtra une
tumeur rénale (procédé du ballottement rénal de
Guyon). L'apparition précoce d'un varicocèle est un
bon signe de présomption, surtout quand il survient
chez un homme âgé, et qui souffre plus ou moins dans
une des régions lombaires. La durée du cancer est de
trois ans environ ; mais le sarcome du rein chez les
enfants, se termine en quelques mois.

Je renvoie au tableau des hématuries pour le diagnostic.

Il faudra distinguer aussi entre les diverses tumeurs
abdominales.

a) Il y en a de fixes : pancréas, ganglions du mésentère, foie, vésicule biliaire.

b) Il y en a de mobiles : rate, ovaire, épiploon et
mésentère.

Le ballottement permettra de distinguer la tumeur rénale des premières. Les mouvements respiratoires provoquent l'abaissement ou l'élévation des tumeurs du foie et des voies biliaires, tandis que les tumeurs rénales sont peu influencées par la respiration.

Les tumeurs de la rate pointent en avant, et quand la forme de l'organe est conservée le diagnostic est facile. Au reste, la splénomégalie avec rate flottante, s'accompagne d'autres signes.

Dans les tumeurs de l'ovaire, l'utérus est attiré en haut, tandis que dans les tumeurs du rein, il est abaissé (toucher vaginal).

Les tumeurs de l'épiploon et du mésentère ont une situation médiane ; autour d'elle et même à leur surface, on obtient le tympanisme intestinal.

Kystes du rein. — Le gros rein polikystique se reconnaît à ses bosselures, à son siège bilaléral ; il s'accompagne de symptômes néphrétiques plus ou moins vagues.

Les kystes hydatiques ont les caractères qu'ils offrent ailleurs. Indolence absolue, tolérance parfaite pendant longtemps. Si la poche suppure ou se rompt, des accidents sérieux en sont la conséquence.

Le diagnostic entre le kyste hydatique et l'hydro-néphrose est fort difficile. Le ponction exploratrice trancherait la difficulté, mais il n'est pas inoffensif toujours de pratiquer des ponctions exploratrices, en cas d'hydro-néphrose. Il faut tenir compte des antécédents lithiasiques.

Capsules surrénales. — La maladie d'Addison, liée

à l'altération des capsules surrénales, des ganglions du plexus solaire, du sympathique lui-même, se voit généralement au cours de la tuberculose, parfois de la syphilis ; parfois aussi elle est en apparence primitive. Les éléments constitutifs du syndrome addisonien sont : l'asthénie profonde, la mélanodermie, les troubles gastro-intestinaux, les douleurs souvent vives, généralisées dans l'abdomen. Ces divers éléments peuvent se dissocier, suivant que le plexus solaire est pris indépendamment des capsules, et inversement. Ce qu'il faut savoir, c'est qu'en présence d'une asthénie considérable, il est légitime de penser à la lésion des capsules.

Il sera facile d'éliminer les diverses mélanodermies, comme celles du paludisme (pas d'affaiblissement aussi marqué), du diabète bronzé (sucre dans les urines).

E. — Location du côté des articulations.

Rhumatisme articulaire chronique (voir le tableau).

Goutte. — Maladie propre aux arthritiques. Elle se jette sur les articulations, autour desquelles elle détermine des tophus (urate de soude). Son début est brutal très souvent, consistant en une tuméfaction douloureuse de l'articulation métatarso-phalangienne du gros orteil.

Les tophus sont caractéristiques. Ils siègent au niveau des articulations, aux oreilles, etc. Les accès de goutte finissent par conduire à une véritable cachexie arthritique (dyspepsies, angor pectoris avec ou sans aortite, néphrites, apoplexie, etc.).

F. — Localisation du côté du système nerveux.

Dans beaucoup de maladies nerveuses, la grande préoccupation c'est de remonter du symptôme à la lésion.

On cherche aussi à déterminer la nature de la lésion (gomme syphilitique, œdème brightique localisé, tumeurs, esquille comprimant le tissu nerveux, etc.), ce qui n'est pas indifférent au point de vue thérapeutique.

La lésion est ou matérielle, ou dynamique (psychoses-névroses). Beaucoup de maladies sont rangées parmi les névroses, alors qu'à l'autopsie, elles présentent des lésions indubitables ; mais comme celles-ci sont très variables d'un sujet à l'autre, il n'est pas possible de les rattacher aux symptômes observés pendant la vie, et c'est cette impossibilité qui les fait ranger parmi les névroses (épilepsie, paralysie agitante.)

Le clinicien saura en général très rapidement s'il a affaire à une affection encéphalique, à une affection médullaire. à une affection névritique. Il est cependant

des cas délicats, d'abord parce que ces diverses parties
du système nerveux peuvent être atteintes simultanément, puis parce que des symptômes en apparence
identiques, peuvent relever soit d'une lésion cérébrale,
soit d'une lésion médullaire, soit d'une lésion névritique (ainsi paralysies, anesthésies).

I. *Cerveau*. — Etudions donc d'abord les lésions du
cerveau, ou plutôt les symptômes qui doivent nous faire
supposer ces lésions.

Le cerveau est le siège de l'intelligence. Donc tous les
troubles de l'intelligence doivent être mis sur le compte
d'une lésion cérébrale.

Mais il faudra d'abord déterminer le degré d'affaiblissement intellectuel, puis la façon brusque ou graduelle
dont cet affaiblissement s'est opéré.

Ainsi la perte absolue de la connaissance survenue
d'un coup se rencontre dans les attaques d'apoplexie
avec coma et dans les attaques d'épilepsie.

Mais la perte de connaissance peut durer plus ou
moins longtemps, quelques minutes comme dans l'épilepsie et la syncope, quelques jours comme dans l'apoplexie.

La perte de connaissance peut s'être produite dans le
cours d'une maladie bien caractérisée (néphrite, diabète,
sclérose en plaques).

L'intelligence peut être lésée moins grossièrement.
Au lieu d'anéantissement absolu, on observe souvent
des perversions intellectuelles, comme dans les maladies nerveuses à substratum anatomique ou dynamique. Ces troubles sont ou confus, ou systématisés (con-

fusion mentale, délire des grandeurs, délire de la persécution). Après une certaine durée, les troubles de l'intelligence peuvent s'amender (manie) ou au contraire progresser jusqu'à la destruction complète de toute perception (paralysie générale progressive).

Troubles de la sensibilité. — Un des grands caractères des lésions cérébrales, c'est de conditionner des manifestations symptomatiques unilatérales. Ainsi les troubles de la sensibilité seront constitués par de l'hémianesthésie ; mais celle-ci est très variable suivant les régions du cerveau. En général les lésions de l'écorce n'entraînent pas de troubles sensitifs, et quand ceux-ci existent, ils atteignent rarement les sens, et sont dissociés, se modelant alors sur les paralysies, qui n'atteignent souvent qu'un membre, qu'une portion de membre. L'anesthésie peut être segmentaire, comme dans l'hystérie, comme dans la syringomyélie. (Charcot, Grasset).

Au contraire l'anesthésie ayant pour origine une lésion de la capsule interne et de la couche optique (anesthésies capsulaires et thalamiques) est une hémianesthésie croisée atteignant tous les sens comme dans l'hystérie, à un degré moindre que dans celle-ci cependant.

Appareil de la vision (d'après Grasset.)

Selon les lésions :

Au niveau du chiasma, hémianopsie hétéronyme

(région nasale anesthésiée des deux côtés), ce qui a été vu dans l'acromégalie et est alors dü à une compression du chiasma par la glande pituitaire.

Au niveau de la capsule interne, il y aura une ambliopie unilatérale croisée, opinion que l'on tend maintenant à rejeter, en attribuant tous les faits décrits antérieurement à l'hystérie.

Depuis le chiasma jusqu'au centre cortical (scissure calcarine), il y aura de l'hémianopsie bilatérale homonyme avec conservation du faisceau maculaire qui ne dégénère pas, parce qu'il tire son origine non pas de l'écorce, mais de centres inférieurs ; la vision centrale de près est donc conservée.

L'hémianopsie coïncide souvent avec la cécité verbale.

Paralysies. — L'origine cérébrale est attestée par l'hémiplégic croisée, mais celle-ci est réalisée surtout par les lésions capsulaires, tandis que les paralysies dissociées sont plutôt le fait des lésions corticales.

L'hémiplégie si complète soit-elle, respecte le facial supérieur, qui n'est atteint que dans la paralysie faciale périphérique. On admet aujourd'hui que le facial supérieur est atteint, mais plus légèrement que le facial inférieur, parce que le facial supérieur aurait peut-être deux centres corticaux, un qui lui est commun avec le facial inférieur, un autre voisin des centres des nerfs de l'œil. C'est le premier qui est atteint dans les cas d'hémiplégie cérébrale (Grasset).

Quand la période de choc est passée, on constate

d'habitude que les réflexes tendineux sont exagérés, alors que les réflexes cutanés sont abolis ou diminués.

Plus tard encore, quand le faisceau pyramidal est dégénéré, il y a de la contracture incurable. C'est la contracture tardive par dégénérescence du faisceau pyramidal qu'on oppose à la contracture précoce, par irritation de l'écorce ou du corps strié (méningites, hémorragies méningées, hémorragies ventriculaires).

L'irritation de l'écorce peut aussi produire l'épilepsie jacksonnienne.

Comme phénomènes précédant ou suivant l'hémiplégie, on connaît les tremblements ou mouvements pré et post-hémiplégiques (hémichorée, hémiathétose, hémiataxie, hémiparalysie agitante (Grasset) hémisclérose en plaques, mouvements dûs à l'irritation du faisceau pyramidal ou de faisceaux plus spécialisés.

Des symptômes névrosiques post-hémiplégiques ont été également décrits par Grasset (phobie de la marche).

On admettait autrefois que les muscles à action synergique étaient respectés dans l'hémiplégie ; mais on a démontré que ces muscles étaient touchés, quoique plus faiblement que les autres (diaphragme, peaucier, muscles de l'abdomen).

Un hémiplégique peut remuer ses membres paralysés sous l'influence de mouvements des membres sains ; c'est ce qu'on exprime en disant que les mouvements associés sont conservés dans l'hémiplégie, et l'on se rend compte de ces phénomènes avec le schéma de

Grasset, qui doit être connu, comme étant le plus apte à faire comprendre beaucoup de cas cliniques.

Au-dessous d'un centre psychique supérieur, centre d'action et de réaction volontaires, on peut supposer un certain nombre de centres automatiques supérieurs ou centres psychiques inférieurs, au nombre de six (centre auditif, centre visuel, centre tactile, centre kinétique (mouvements généraux), centre de la parole, centre de l'écriture.

Chacun de ces centres est relié aux autres, d'où il résulte une figure polygonale ; c'est le polygone, ce sont les centres polygonaux.

Chacun d'eux est relié également au centre psychique supérieur (centre de la personnalité consciente, de la volonté libre et du moi responsable).

Dans les mouvements associés, le polygone est intact, mais les relations du centre kinétique avec le centre psychique supérieur sont détruites. Le malade, incapable de remuer volontairement un membre, pourra le faire automatiquement, grâce à l'excitation venue d'un centre polygonal voisin. On dira que la lésion est sus-polygonale.

Localisations cérébrales.— La doctrine des localisations cérébrales et surtout corticales permet dans les cas de paralysies dissociées ou de phénomènes convulsifs partiels de remonter au centre lésé.

Les centres moteurs et sensitifs sont réunis dans la zone périrolandique, dite sensitivo-motrice. Quant aux centres sympathiques (fonctions végétatives), on suppose qu'ils se projettent également sur l'écorce et qu'ils sont superposés aux centres sensitifs et moteurs des segments du corps correspondant.

Une paralysie localisée aux membres inférieurs aura son siège à la partie supérieure des circonvolutions frontale et pariétale ascendantes et dans le lobule para-central.

De même dans l'épilepsie jacksonnienne, si le début des convulsions se place dans le pied, on saura le siège exact de la lésion, qui se trouvera dans la même région.

Dans le premier cas, il s'agira d'une lésion destructive ; dans le second il s'agira d'une lésion irritative.

La dissociation peut être poussée très loin ; la face par exemple peut être seule intéressée : le siège de la lésion sera au pied de la pariétale ascendante pour le facial inférieur et peut-être aussi le facial supérieur, dont le centre véritable doit être placé avec celui des centres des muscles oculaires.

Les localisations survenues sont moins nettes pour les autres parties du cancer que pour l'écorce. On sait cependant que ce spasme particulier qui pousse les malades à rire ou à pleurer d'une manière inextingible (rire et pleurer spasmodique) relève d'une lésion qui a supprimé les communications entre la couche optique, siège du réflexe et l'écorce cérébrale, qui agit à l'égard de ce centre réflexe comme un frein. Cette lésion siège sur le trajet du faisceau géniculé depuis l'écorce jusqu'à la couche optique, en passant par la capsule interne (Brissaud).

Déviation conjuguée de la tête et des yeux.— Dans

les lésions des hémisphères, s'il y a déviation conjuguée, le malade regarde l'hémisphère lésé quand il y a
paralysie et ses membres convulsés quand il y a convulsion (loi de Landouzy et Grasset). Le point d'où
paraissent partir les fibres communes au droit interne
d'un côté et au droit externe de l'autre, est le pli courbe,
d'où la conception d'un nerf hémioculo-moteur droit et
gauche, conception qui permet de comprendre la déviation conjuguée.

On peut aussi supposer des troubles conjugués par
lésions des nerfs directeurs du regard en haut et en
bas, nerfs suspiciens et despiciens, le premier abontissant au droit supérieur et au petit oblique, le second
aboutissant au droit inférieur et au grand oblique. Les
centres corticaux de ces nerfs sont supposés exister
dans le lobe pariétal inférieur (Grasset).

Ces paralysies diverses sont dites paralysies conjuguées.

Blepharoptose. — Elle est produite par la paralysie
du releveur de la paupière (IIIe paire) et le spasme
de l'orbiculaire (VIIe paire). Il y a là un nerf unique,
nerf de protection des paupières, dont le centre cortical
est vraisemblablement au pli courbe.

L'étude des réflexes palpébraux indique le siège des
lésions. Si l'occlusion volontaire des yeux n'est pas
possible (cas de spasme du releveur, de paralysie
de l'orbiculaire, inverse de la blepharoptose), mais si
les yeux se ferment sous l'influence d'une lumière,
c'est que la lésion se trouve au-dessus des tubercules

quadrijumeaux où seraient les centres des réflexes de clignement et d'éblouissement (Grasset).

Troubles pupillaires. — La pupille réagit à beaucoup d'impressions ; cliniquement il est important d'étudier ses réactions à l'accommodation et à la lumière, d'autant mieux qu'il peut y avoir dissociation entre ces deux sortes de phénomènes. Il y a un centre cortical, entre le lobe pariétal et le lobe occipital et qui est le centre de l'accommodation volontaire à laquelle contribuent des mouvements de dilatation et de resserrement pupillaires, ainsi que des mouvements de convergence ou de divergence. Ces réflexes ont l'écorce pariéto-occipitale pour centre et l'oculo-moteur commun pour voie centrifuge (Grasset) ; au dessous de ce centre, il y en a pour les réflexes d'accommodation visuelle (à la lumière), du côté des tubercules quadrijumeaux.

Aussi en cas de lésion au delà des tubercules quadrijumeaux vers l'écorce, les pupilles réagiront à la lumière.

En cas de lésion en deçà des mêmes tubercules vers la périphérie, les pupilles ne réagiront pas à la lumière.

Comme les fibres de l'accommodation volontaire et celles de l'accommodation à la lumière ont un trajet différent, il s'en suit qu'un réflexe peut être conservé et l'autre aboli. (Argyll-Robertson, abolition du reflexe lumineux ; conservation du réflexe de l'accommodation.

Aphasies (voir le tableau).

bres, à de la toux, dyspnée, hoquet, dysphagie, troubles oculo-pupillaires, consistant surtout en myosis, à des attaques épileptiformes, à des crises syncopales. La compression de la région dorso-lombaire donne lieu à des névralgies dans la zone du sciatique et du crural. La compression de la moelle sacrée donne lieu à des douleurs sciatiques, à l'atrophie des fléchisseurs de la jambe, d'où steppage, à de la rétention d'urine avec constipation, à de l'abolition des réflexes plantaires et achilléens. La compression de la région du cône médullaire donne lieu à des troubles sphinctériens, sans paralysie des membres. La compression de la queue de cheval donne lieu à une paraplégie flasque avec atrophie des muscles antéro-externes de la jambe, des fléchisseurs du pied, d'où steppage. En cas d'hémi-compression, le syndrome de Brown-Séquard peut s'observer.

Hématomyélie. — Suite de traumatisme ou bien dans le cours de l'alcoolisme et des maladies de la moelle, syringomyélie surtout.

Elle est généralement brusque, s'annonçant par de la paraplégie avec douleur dans la région rachidienne et dans les membres. Il y a parfois une quadriplégie. Comme le foyer est souvent central, on observe souvent la dissociation syringomyélique, des troubles des sphincters. La cystite purulente, des escharres sacrées sont des complications entraînant fréquemment la mort. On doit la distinguer des hémorragies extra-médullaires (hématorachis) qui ne comportent pas une paraplégie complète d'emblée (signes de compression extra-médullaire).

Myélites chroniques. — Elles peuvent succéder aux myélites aiguës, ou sont chroniques d'emblée. Elles sont circonscrites à une région, à une portion de la moelle, ou bien diffuses. La paralysie de Duchenne (paralysie générale diffuse) paraît être le pendant de la paralysie infantile, maladie aiguë. Il y aurait également une forme chronique de la paralysie de Landry.

Ces myélites chroniques doivent être distinguées : 1° des névrites périphériques (intégrité des sphincters, paralysies distribuées suivant les trajets nerveux ; rémissions et améliorations fréquentes) ; 2° des scléroses de la moelle ; 3° des manifestations hystériques (brusquerie dans l'apparition, troubles sensitifs objectifs intenses ; non exagération et non abolition des réflexes, stigmates).

Syphilis médullaire. — Elle est à la base de plus de la moitié des affections de l'axe spinal (Gilles de La Tourette). En général ce sont des myélites diffuses que l'on observe à la suite de la syphilis (il n'est pas question des affections parasyphilitiques, comme le tabes) ; les méninges ne sont pas indemnes (méningo-myélites).

Il y a un mal de Pott syphilitique, et les ostéites gommeuses des vertébres cervicales peuvent produire une pachyméningite cervicale hypertrophique. Les gommes intra-vertébrales peuvent aussi donner lieu à des signes de compression médullaire, comme les autres tumeurs. S'il s'agit d'infiltration gommeuse disséminée, on aura le tableau des myélites.

Les myélites syphilitiques sont souvent précoces. Elles peuvent atteindre tout l'axe spinal, en empiétant sur le bulbe et le cerveau. Au point de vue anatomique, la dissémination des lésions faisait dire à Charcot qu'il s'agissait de syphilis tigrée du système nerveux.

On peut décrire plusieurs types de syphilis médullaire.

La méningo-myélite envahissante, sorte de paralysie de Landry, a une marche ascendante et se termine souvent par des accidents bulbaires.

Parmi les myélites syphilitiques plus localisées, la forme paraplégique est la plus connue. Elle peut affecter une marche aiguë, et survenir quelques mois après le chancre. Flasque au début, elle devient bientôt spasmodique, par dégénération descendante. De plus les deux membres ne sont jamais pris en même temps, ce qui s'explique par la non systématisation des lésions. Un type chronique, la paraplégie spinale syphilitique d'Erb, est très commun. C'est une myélite transverse, mais à symptômes atténués, susceptible de rétrocession même sans traitement. La paraplégie est spasmodique, et les membres inférieurs sont rigides, quoique la force musculaire soit conservée.

A côté de cette forme, Gilles de La Tourette en décrit une autre, ayant beaucoup d'analogie avec le tabes, douleurs vives fulgurantes, troubles sphinctériens, inégalité pupillaire, signe de Romberg parfois ; mais les réflexes rotuliens sont exagérés. Ce syndrome est sûrement d'origine syphilitique, et relève anatomiquement de l'altération des cordons postérieurs avec participation prédominante des méninges.

Il y a également une forme amyotrophique (Raymond)

ressemblant à la maladie d'Aran-Duchenne ou à la sclérose latérale amyotrophique. Ce qui fait faire le diagnostic, c'est qu'il y a d'autres signes n'existant ni dans la polyomyélite antérieure, ni dans la sclérose latérale amyotrophique, ni dans la myopathie atrophique progressive. Il y a par exemple des troubles de la sensibilité, des troubles des sphincters, des troubles oculaires, de vraies paralysies.

La syphilis est seule capable de produire des lésions aussi diffuses de tout l'axe nerveux.

La syphilis héréditaire frappe la moelle épinière à trois périodes de l'existence (Gilles de La Tourette) : pendant la vie intra-utérine, pendant les premières années jusqu'à l'adolescence, pendant l'adolescence et l'âge mûr. Si le cerveau participe généralement à la lésion médullaire, il y a des cas où celle-ci est très prédominante et même isolée. La maladie de Little peut relever d'une semblable pathogénie. Pour remonter à la notion de syphilis, quand on se trouve en présence d'une lésion médullaire, il faut rechercher les stigmates héréditaires dans toutes les régions (yeux, oreilles, nez, dents surtout) et avoir égard aux résultats du traitement spécifique.

Myélites systématisées ou scléroses de la moelle. — Elles comprennent les grands syndromes anatomo-cliniques de la moelle, le tabes, la maladie de Friedreich, la sclérose en plaques, la sclérose latérale amyotrophique, la syringomyélie.

Nous allons donner rapidement les signes cardinaux propres à chacune de ces affections.

Tabes. — Il ne faut pas attendre l'ataxie pour faire le diagnostic, car l'ataxie peut être tardive. La maladie peut s'annoncer par des troubles oculaires (strabisme, diplopie, ptosis, signe d'Argyll Robertson, affaiblissement de la vue, suite de névrite optique), des crises viscérales (gastriques, vésicales, anales, clitoridiennes, intestinales avec diarrhée, laryngées avec ictus laryngé), des douleurs fulgurantes dans les membres inférieurs, de l'anesthésie, de l'hypoesthésie tactile aux pieds surtout, dans la sphère du cubital, du retard des sensations.

L'ataxie est caractérisée par une démarche spéciale ; le malade lance follement ses jambes, et frappe du talon.

Il n'y a pas de paralysies, mais simplement de l'incoordination motrice et de l'hypotonie musulaire. Le malade marche avec son cerveau (Grasset) et la vision corrige jusqu'à un certain point l'incoordination provenant de la lésion médullaire. En cas d'occlusion des yeux, il y a chancellement et chute (signe de Romberg).

Les réflexes rotuliens sont quelquefois conservés, presque toujours abolis, jamais exagérés.

Des troubles trophiques se surajoutent : fractures, arthropathies, éruptions diverses, mal perforant plantaire, atrophies musculaires, pied-bot.

Comme étiologie, la syphilis est au premier plan. Le tabes est une affection parasyphilitique, le traitement n'ayant aucune prise sur les accidents. Nous avons vu comment on pouvait distinguer le tabes parasyphilitique du pseudo-tabes syphilitique ; dans ce dernier, les

réflexes rotuliens sont exagérés, et le traitement spécifique est efficace.

Les autres pseudo-tabes se distingueront du vrai
tabes, en ce qu'ils sont caractérisés par de véritables
paralysies, surtout des extenseurs des membres inférieurs, d'où démarche spéciale, le steppage, qui ne ressemble pas à la démarche folle, avec jambes jetées en
dehors et coup de talon sur le sol. Ces pseudo-tabes
sont dus à des névrites périphériques ; ils s'observent
à la suite des infections et des intoxications.

Dans la période préataxique du tabes, toutes les erreurs sont possibles, puisque l'on peut prendre pour
une maladie d'un organe (estomac, vessie, etc.) ce qui
n'est que l'expression symptomatique de la sclérose des
cordons postérieurs. Ces erreurs s'éviteront, si l'on
pense au tabes, parce qu'on ira à la recherche des
signes caractéristiques, qui se trouveront souvent très
loin de l'organe en apparence exclusivement atteint.

Maladie de Friedreich. — Syndrome de la sclérose
des cordons postérieurs et du cordon cérébelleux ascendant. Maladie héréditaire et familiale des jeunes sujets.
Il y a dans la marche de la titubation et en même temps
de l'incoordination motrice comme dans le tabes ; le
malade talonne. Instabilité choréiforme de tout le corps.
Aux membres supérieurs, l'ataxie se caractérise par
l'incertitude, l'hésitation et la brusquerie ; la main
plane avant de se précipiter sur l'objet à saisir. La
parole est hésitante, scandée. Il y a du nystagmus, des
tics de la face, du tremblement de la langue.

Certaines déformations sont assez typiques : le pied-bot varus équin, la cypho-scoliose dorsale à convexité droite. L'évolution est progressive, conduisant à l'impotence absolue au bout de quelques années.

Sclérose en plaques. — Les plaques de sclérose sont disséminées dans la moelle, avec prédominance sur les cordons latéraux.

C'est une affection spasmodique, dont les grands signes sont : le tremblement intentionnel, les mouvements exagérant leurs oscillations au fur et à mesure que le but se rapproche, le nystagmus, l'exagération des réflexes tendineux, la démarche cérébello-spasmodique (titubation et jambes écartées, relevées brusquement) parfois spasmodique (jambes en adduction, s'entrecroisant ; marche sur les pointes).

La parole est hésitante, scandée, explosive.

Le bulbe et le cerveau sont intéressés souvent : crises apoplectiformes et épileptiformes, vertiges, névrite optique, affaiblissement intellectuel, rire stupide et inextinguible.

Le diagnostic se fait avec toutes les maladies à tremblements (voir le tableau) et l'hystérie.

Sclérose laterale amyotrophique. — La sclérose a envahi les cordons latéraux et les cellules des cornes antérieures de la moelle.

Affection spasmodique débutant aux membres supérieurs par l'atrophie des petits muscles de la main (éminences thénar et hypothenar). Les réflexes sont tous exagérés ; les contractures sont manifestes. Il peut y avoir envahissement du bulbe et paralysie glosso-labio-laryngée.

Elle se distingue des autres affections spasmodiques, de la sclérose en plaques (pas d'atrophie) de la syringomyélie (troubles sensitifs divers). Elle ne sera pas confondue avec les myopathies ni avec les atrophies musculaires médullaires : Aran-Duchenne, Charcot-Marie, qui pour beaucoup, n'auraient pas d'individualité anatomo-clinique.

Syringomyélie. — Syndrome résultant de la présence de cavités intra-médullaires. Amyotrophies, troubles sensitifs, troubles trophiques, troubles des sphincters.

C'est une affection spasmodique débutant aux membres supérieurs par les éminences thénar et hypothénar qui s'atrophient comme dans la sclérose latérale amyotrophique (main de prédicateur, les fléchisseurs étant plus atteints que les extenseurs). La dissociation syringomyélique n'est pas pathognomonique, mais très importante.

Parmi les troubles trophiques, il faut citer le panaris analgésique de Morvan, qui serait une lésion lépreuse, certains voulant assimiler la lèpre à la syringomyélie (Zambaco) et la main succulente.

Parmi les déformations, la cypho-scoliose et le thorax en bateau sont les plus connues.

C'est une maladie à évolution très lente, si des accidents bulbaires, des infections intercurrentes ne viennent en abréger le cours.

Deux syndromes médullaires sont encore habituellement décrits, mais ont été fort discutés durant ces dernières années. Ce sont l'atrophie musculaire (Aran-Duchenne) et le tabes spasmodique.

La première a été démembrée au profit de la sclérose latérale amyotrophique, de la syringomyélie, des névrites, des myopathies progressives. Il y a cependant encore des cas ressortissant à l'altération des cellules cornes antérieures, selon le type Aran-Duchenne, et analogues à l'atrophie spinale infantile, qui est la forme aiguë du type Aran-Duchenne.

Le tabes spasmodique qui est l'expression clinique de la sclérose des cordons antéro-latéraux, a été démembré également au profit de la sclérose en plaques, de la sclérose latérale amyotrophique, de la syringomyélie. La maladie de Little est analogue au tabes spasmodique. Il y a dans cette maladie non plus sclérose, mais absence congénitale des faisceaux pyramidaux. On notera dans le tabes spasmodique, l'exagération des réflexes, les contractures, la trépidation épileptoïde dans les membres inférieurs, sans troubles sensitifs, trophiques, sphinctériens ou cérébraux. La démarche est spasmodique : le malade chemine sur la pointe du pied en se balançant ; les jambes et les pieds sont dans l'extension et l'adduction.

———

TABLEAUX CLINIQUES

TABLEAU I

Œdème aigu du poumon.

Orthopnée suffocante de Laennec.—Dyspnée brusque, pluie de râles fins dans les deux poumons (petites bulles), toux; expectoration mousseuse, albumineuse, rosée. Œdème des jambes ; albuminurie-brightisme ou aortite antérieurs.

Formes suraiguë, aiguë, bronchoplégique (pas d'expectoration).

Diagnostic.—Avec asystolie cardiaque (début progressif avec grands œdèmes).

Avec asthme (respiration ralentie, râles sibilants et ronflants).

Avec dyspnée urémique ou dyspnée toxi-alimentaire des cardio-aortiques (rien à l'auscultation).

Avec embolie pulmonaire (pas d'expectoration, signes thoraciques vagues, lésion d'où est partie l'embolie.)

Anatomie pathologique. — Liquide séro-albumineux en quantité énorme. Lésions de l'aorte, des reins, de l'artério-sclérose généralisée.

Etiologie.— *Mal de Bright (aigu ou chronique). Aortite aiguë et chronique. Rhumatisme articulaire aigu.* Grippe, rougeole, scarlatine, embolie pulmonaire, intoxication par le venin des serpents, l'iodure de K et l'iodoforme. Thoracentèse.

Pathogénie. — Dieulafoy: lésions rénales.

Huchard : lésions aortiques et périaortiques, d'où réflexe allant paralyser les rameaux pneumogastriques pulmonaires.

Les malades sont presque tous des scléreux manifestes ou latents. Constatations de Brouardel sur les individus trouvés morts d'œdème aigu à la suite d'ivresse et de refroidissement : lésions du rein constantes.

TABLEAU II

Cavernes pulmonaires.

Des causes multiples, mais dont la plus commune de beaucoup est la tuberculose, peuvent réaliser la symptomatologie des cavernes pulmonaires : souffle caverneux, souffle amphorique, voix caverneuse, râles sous-crépitants et gargouillements, expectoration abondante, bruit de pot fêlé (si la caverne communique avec une bronche).

La caverne pulmonaire d'origine tuberculeuse siège d'ordinaire aux sommets. Etant le dernier terme de l'évolution des tubercules, elle s'accompagne d'un état général mauvais, de fièvre irrégulière à grandes oscillations (fièvre de suppuration), de sueurs profuses, de diarrhée, d'amaigrissement, de suffocation permanente, d'accélération du pouls. Il y a des bacilles de Koch dans les crachats.

Les pseudo-tuberculoses, surtout l'aspergillose (gaveurs de pigeons) donnent les mêmes signes, quoique l'état général soit moins grave ; le diagnostic se fait souvent uniquement par la découverte de l'aspergillose dans l'expectoration.

L'actinomycose pulmonaire peut se comporter de même ; mais on trouve l'actinomycès dans les grains jaunes rendus par expectoration.

La dilataton des bronches simule complètement la caverne tuberculeuse. C'est une affection de longue durée, susceptible de se rencontrer chez les vieillards (catarrhe chronique), et chez les jeunes, où elle provient alors souvent de la syphilis héréditaire ou de l'arthritisme. L'état général se maintient longtemps très bon ; la fièvre est rare. L'expectoration est plus fétide que dans la tuberculose ; elle se fait sous forme de vomiques matinales (150 à 200 grammes de pus) ; on y décèle rarement des fibres élastiques, alors que celles-ci sont toujours présentes dans l'expectoration des tuberculeux cavitaires. Il n'y a pas de bacilles de Koch dans les crachats. De plus, le siège de la dilatation des bronches est exceptionnellement au sommet.

La gangrène pulmonaire peut donner lieu à des signes cavitaires. Mais c'est une affection aiguë, marchant très rapidement, et dans laquelle l'expectoration est horriblement fétide, renfermant des débris de tissu pulmonaire sphacélé. La fièvre est élevée, l'état général très mauvais.

L'abcès du poumon, qui se termine par vomique, est également une affection aiguë liée à des causes diverses, qu'il faut rechercher (pneumonie, broncho-pneumonie, etc.).

Le cancer du poumon se diagnostique par l'état général devenu rapidement déplorable, l'œdème de la paroi, l'expectoration gelée de groseille, contenant des cellules cancéreuses, l'apparition d'une pleurésie hémorragique, l'adénopathie dure sus-claviculaire.

La pleurésie purulente interlobaire donne lieu à des signes cavitaires à la suite de l'évacuation de la poche, mais cette évacuation se fait grâce à une vomique très copieuse, suivie de vomiques moins abondantes. L'évolution de la maladie est très rapide.

Dans le pneumothorax, il y a un souffle amphorique, mais la sonorité est exagérée avant l'apparition du liquide ; il y a diminution des vibrations thoraciques, tintement métallique, abolition du murmure vésiculaire et les commémoratifs (début souvent solonnel, tuberculose pulmonaire antérieure) guident votre examen.

La syphilis pulmonaire reproduit trait pour trait le tableau de la tuberculose pulmonaire, et il faut y penser quand on trouve des signes cavitaires ailleurs qu'aux sommets et que l'état général est meilleur que la lésion ne le ferait supposer. Le traitement spécifique, capable d'apporter de l'amélioration en une dizaine de jours tranchera la question avec l'absence du bacille de Koch dans les crachats.

La phtisie hydatique prête aux mêmes remarques avant l'ouverture du kyste dans les bronches. Il faut y penser et analyser les crachats.

La lithiase broncho-pulmonaire produit des petites excavations. Il y a rejet de concrétions cartilagineuses, osseuses ou calcaires (broncholithes) et il n'y a pas de bacilles de Koch dans les crachats.

On peut entendre un grand souffle amphorique dans les **pleurésies purulentes** à grand épanchement (signes pseudo-cavitaires), mais la zone où l'on entend le souffle est considérable, et on ne perçoit nulle part de râles sous-crépitants ou gargouillements, qui accompagnent généralement les signes propres aux cavernes.

TABLEAU III

Vomiques.

Evacuation importante et brusque d'abord par les bronches, puis par la bouche de pus provenant du poumon, de la plèvre ou de la partie supérieure de l'abdomen.

Donc, en présence du pus rejeté par la bouche, il faut éliminer les collections purulentes qui se seraient rompues dans l'estomac, l'œsophage, le pharynx (abcès périgastriques, périœsophagiens, rétro-pharyngiens). Dans ces cas-là, il y a évidemment moins de toux. moins de dyspnée.

Symptômes. — Prodromes : dyspnée, douleur avec élévation thermique. Puis, au milieu des efforts de toux, le malade rejette du pus en quantité variable, mais toujours appréciable. La collection purulente se vide en une fois, quelquefois en plusieurs (alors il y a plusieurs vomiques).

Etiologie. — **Pleurésies purulentes,** soit de la grande cavité, soit enkystées, et parmi celles-ci pleurésie interlobaire, dont la vomique éclaire le diagnostic qui auparavant pouvait être très obscur. Dans les premières, la vomique, parfois extrêmement abondante compromet la vie du malade par son abondance même, entraînant l'asphyxie et par la rétention purulente les jours suivants. Il peut y avoir gangrène localisée au niveau de l'ouverture pleurale, formation de pyo-pneumothorax, formation d'une fistule pleuro-cutanée. Dans les pleurésies interlobaires, la vomique peu copieuse est suivie de l'amélioration de tous les symptômes. Dans les deux cas, possibilité de sclérose broncho-pulmonaire, de bronchectasie avec emphysème.

Abcès du poumon. Ce sont surtout ceux consécutifs à la pneumonie (abcès métapneumoniques). La vomique est l'analogue de la vomique interlobaire, mais encore moins abondante.

Kyste hydatique du poumon suppuré (vésicules hydatiques comme grains de raisin flétris ; toux, hémoptysie, urticaire).

Abcès vertébral (fistule vertébro-pulmonaire dans le cas de mal de Pott, par exemple).

Abcès du foie, du rein, de la rate, et kystes. **Abcès sous-phréniques.**

Pseudo-vomiques. — Gangrène pulmonaire (fétidité repoussante), cavernes tuberculeuses du poumon (crachats), mais surtout dilatation des bronches (examen de l'expectoration avec ses trois couches, dont l'inférieure seulement est purulente). Il y a aussi des cavernes ganglionnaires qui s'ouvrent dans le poumon et donnent lieu à une pseudo-vomique.

TABLEAU IV

Hémoptysie.

Rejet par la bouche du sang épanché dans les voies respiratoires, provenant généralement de celles-ci ou d'un organe voisin.

Distinguer avec sang venant de la bouche, du pharynx (lésions visibles), du nez, (trainées sanglantes dans le pharynx), de l'estomac ou hématémèse (sang venant par vomissements, noir, non aéré avec débris alimentaires, sans dyspnée, avec pus mélangé au sang, provenant d'un abcès hépatique rompu dans les bronches, dans ce dernier cas les crachats sont lie de vin).

Toute hémoptysie qui ne fait pas sa preuve est de nature tuberculeuse (Landouzy).

Deux causes : 1° locale, altération des parois vasculaires, congestion, stase ; 2° générale, processus hémorragipare généralisé (infections, intoxications avec altérations du sang et influence du foie).

I. *Cause locale.* — **Hémoptysies de congestion**, hypertension artérielle concomitante. Supplémentaires de règles ou d'hémorrhoïdes, arthritiques, hystériques : se méfier de la tuberculose. Lésions cardiaques aortiques, mais surtout tuberculose pulmonaire.

Hémoptysies de stase : Lésions cardiaques mitrales ; chez un jeune homme, surtout une jeune fille, penser au rétrécissement mitral pur, dont on connaît les relations avec la tuberculose, puisqu'il en serait une forme atténuée.

Hémoptysies par altérations vasculaires ; déchirures par blessures, corps étrangers quelconques, affections du larynx (polypes et cancers), ulcération tuberculeuse (période cavitaire), dilatation des bronches, cancer (expectoration gelée de groseille), phtisie hydatique (rejets d'hydatides ou de membranes), gangrène pulmonaire (expectoration très fétide), anévrysmes de l'aorte (rupture dans une bronche et mort foudroyante, ulcération, attrition du tissu pulmonaire, suintement grâce à une fissure), lithiase broncho-pulmonaire.

II. *Cause générale*. — Infections, intoxications, dyscrasies, fièvres éruptives, purpuras, scorbut, ictère grave, paludisme, leucémie, hémophilie.

Mais il faut savoir que dans les hémorragies paraissant absolument de cause locale, comme dans les hémoptysies du début de la tuberculose, il y a probablement intervention d'un processus d'ordre général, qui décelerait peut-être une lésion hépatique plus ou moins nette. et c'est ainsi que l'on a pu donner de l'extrait de foie à des malades atteints d'hémoptysies tuberculeuses (Gilbert).

Dans la tuberculose comme dans la gangrène pulmonaire d'ailleurs, les hémoptysies sont au début par congestion, à la période ultime par destruction. Dans la tuberculose cavitaire, il se forme des dilatations anévrysmales des artères bronchiques (anévrysmes de Rasmüssen), et leur rupture entraîne rapidement la mort. Si le nombre des hémoptysies foudroyantes est peu considérable relativement au nombre des caverneux, porteurs d'anévrysmes de Rasmüssen, c'est que le cœur droit étant forcé par la pression pulmonaire, une insuffisance tricuspidienne, vraiment providentielle vient diminuer cette pression et empêcher ainsi les anévrysmes de se rompre.

TABLEAU V

Pleurésies hémorrhagiques.

Il faut les distinguer des pleurésies histologiquement hémorragiques (Dieulafoy) qui ont des tendances à suppurer, des anévrysmes de l'aorte rompus dans les plèvres (par traumatisme).

Types de pleurésies hémorragiques :

I. Hématome simple, pachypleurite, influence de l'alcoolisme et de la tuberculose ;

II. Infections et toxi-infections. Rares, rôle de la cellule hépatique ;

III. Pleurésies syphilitiques, rares ;

IV. Pleurésies tuberculeuses ;

V. Pleurésies cancéreuses.

Pleurésie hémorragique cancéreuse.	*Pleurésie hémorragique tuberculeuse.*
Douleurs vives, irradiées.	Douleurs moins vives, sans irradiation.
Dyspnée sans fièvre.	Dyspnée avec fièvre, souvent élevée.
Accélération du pouls (paralysie du pneumogastrique).	Reproduction moins rapide de l'épanchement.
Tuméfaction de quelques ganglions.	Cytoscopie : lymphocytose. Perméabilité pleurale réduite.
Epaisissement extrême de la paroi (deux centimètres).	Signes de tuberculose dans le poumon ou ailleurs.
Dilatation des veines sous-cutanées.	Bacilles dans les crachats.
Œdème du bras ou de la face.	Inoscopie. Epreuve du vésicatoire.
Reproduction rapide de l'épanchement.	
Radioscopie : ganglions, tumeur dans le médiastin.	
Cytoscopie : cellules cancéreuses. Perméabilité pleurale normale.	
Hémoglobine dissoute (Bard), pouvoir hémolytique du liquide.	
Commémoratifs (cancer antérieur).	
Signes de cancer du poumon (crachats gelée de groseille).	

TABLEAU VI

Les broncho-pneumonies.

Propagation de l'inflammation aux petites bronchioles et aux alvéoles, formation de nodules hépatisés. Si l'envahissement de tout un lobe (forme pseudo-lobaire).

Primitives ou secondaires.

Agents pathogènes : variés — pneumocoque — microbe de Friedlander.

Broncho-pneumonie.	*Pneumonie.*
Invasion progressive.	Début brusque.
Bilatéralité ; noyaux disséminés.	Unilatérale : un seul lobe est généralement pris.
Très souvent secondaire.	Très souvent primitive.
Durée : plusieurs semaines.	Durée : une semaine.
La tuberculose vient souvent comme complication.	La tuberculose ne la complique que rarement.
Défervessence en lysis.	Défervescence brusque.
Fièvre assez irrégulière, reprenant avec la formation de nouveaux noyaux.	Fièvre régulière.
Pronostic sévère.	Pronostic bénin, en cas d'absence de tare.

Les broncho-pneumonies sont parfois tuberculeuses d'emblée.

TABLEAU VII

Diognostic précoce de la Tuberculose.

Prétuberculose.

Prédispositions héréditaires.—Habitus,— peau blanche et fine —{blonds vénitiens, roux partiels, etc., scrofule, — micropolyadénie — hypertrophie des amygdales — adénoïdes.

Acquises : Variole, grippe, alcoolisme, sténose mitrale pure.

Signes : anémié (à distinguer des chloroses : moins de diminution de l'hémoglobine. pas de souffles vasculaires). Dyspepsie — anorexie — type initial hyperpeptique de Marfan. — Augmentation de la thyroïde. — Tachycardie instable — pression artérielle abaissée.

Tuberculose confirmée.

Signes de probabilités :

I. Calorification (élévation de température après la marche, après des injections de sérum artificiel, avec menstrues), fièvre prétuberculeuse de Landouzy ;

II. Humeurs (vésicatoire). Albuminurie prétuberculeuse $-\dfrac{'Az}{U} <$ normal. Phosphaturie ;

III. Chimisme respiratoire (accélération des échanges d'après A. Robin, ce qui est discuté);

IV. Périmètre thoracique plus petit que la moitié de la taille;

V. Spirométrie. Pneumographie;

VI. Radioscopie et radiographie (utiles surtout en cas de lésions éteintes);

VII. Cryoscopie. Cytodiagnostic.

Signes de certitude :

I. Bacille de Koch (condensation par centrifugation simple, inoscopie, cultures, inoculations) dans les liquides, les crachats, les hémoptysies précoces;

II. Tuberculine;

III. Iodure de potassium (Landouzy);

IV. Agglutination (Arloing et Courmont).

Tuberculose pulmonaire (phase de germination).

Méthode de Grancher. — Première étape de la tuberculose.

Inspiration anormale permanente et localisée à un des sommets du poumon. Elle peut être plus faible ou plus rude et plus basse ou saccadée, rude et basse surtout, souvent faible.

Procédé de l'auscultation interrompue.

Si tout un poumon respire mal, signes d'adénopathie bronchique.

Seconde étape. Un signe en plus : augmentation des vibrations vocales.

Ces signes précèdent tous le premier degré des classiques.

TABLEAU VIII

Tumeurs du médiastin.

Toutes les espèces de tumeurs peuvent se développer dans le médiastin. Elles sont soit consécutives à des tumeurs d'autres organes, voisins ou éloignés, soit primitives. Les adénopathies sont très fréquentes, qu'elles soient simples, tuberculeuses, cancéreuses, syphilitiques ; de même les anévrysmes de l'aorte. On trouve des lymphadénomes, des lymphosarcomes, des tumeurs développées aux dépens du thymus atrophié, des abcès cellulaires.

On doit distinguer les **signes communs** à toutes ces tumeurs, dus à la compression exercée sur les organes du médiastin et les **signes propres** à chaque espèce de tumeur.

Déformation de la région. Inconstante (poignée du sternum projetée en avant, usée parfois comme dans l'anévrysme de l'aorte).

Matité surtout postérieure, au niveau de la septième vertèbre cervicale et des trois premières dorsales dans l'espace interscapulaire.

L'auscultation du poumon fait entendre la diminution du murmure vésiculaire d'un côté (compression d'une bronche) avec ronchus, souffle respiratoire, bruits pseudo-cavitaires. Il y a du sifflement inspiratoire et du cornage si la trachée est comprimée.

Compression des vaisseaux. La compression de la veine cave supérieure entraîne de la cyanose, de l'œdème (œdème en pélerine), de la dilatation des veines du cou, le développement d'une circulation complémentaire (veines intercostales, mammaire interne, épigastrique, circonflexe iliaque par l'azygos ou par la veine-cave inférieure si l'azygos est comprimée). Les artères sont moins souvent comprimées que les veines ; cependant, la compression de l'aorte ou de la sous-clavière produit l'affaiblissement du pouls d'un côté ou des deux côtés. Le cœur parfois peut être dévié en bas et à gauche, par des ganglions notamment. Il y a parfois ulcération de ces vaisseaux et mort foudroyante.

Compression des nerfs. Nerf pneumogastrique (toux coqueluchoïde sans le sifflement spécial inspiratoire, pouls ralenti ou accéléré, vomissements, polyurie, douleur du nerf à la pression dans la région cervicale). Nerf récurrent (excitation ou paralysie, troubles de la respiration par compression du récurrent gauche, le récurrent droit n'appartenant pas au médiastin : il y a dyspnée parce que le récurrent innerve un muscle impair, l'aryténoïdien, contricteur de la glotte. C'est ce qui se produit en cas d'excitation du nerf ; mais en cas de paralysie, il n'y a que des troubles vocaux par paralysie de la corde vocale gauche, raucité de la voix, bitonalité). Nerf phrénique (névralgie diaphragmatique, hoquet, dyspnée par paralysie du diaphragme). Nerf grand sympathique (inégalité pupillaire, accidents cardiaques, syncopes, affolement du cœur). Nerfs intercostaux (névralgies rebelles).

Compression de l'œsophage. Dysphagie peu fréquente ; à distinguer de l'œsophagisme et du pharyngisme, dus à la compression du récurrent.

Variétés de tumeurs. — Chez les enfants, on pensera surtout à la tuberculose des ganglions bronchiques, la lymphadénie étant plus rare et s'accompagnant de tuméfaction de la rate et du foie avec lésions du sang, au moins dans beaucoup de cas. Chez les adultes, on pensera aux néoplasmes, aux anévrysmes de l'aorte. L'anévrysme de l'aorte peut se diagnostiquer par une tumeur appréciable à l'œil et à l'oreille ; mais d'autres fois, dans le type récurrentiel, par exemple, il y a simplement des symptômes de compression du récurrent (Dieulafoy), et ces anévrysmes récurrentiels se terminent souvent par hémorragie foudroyante. Il y a intérêt à les dépister de bonne heure, parce que s'ils sont syphilitiques, le traitement peut enrayer leur terrible évolution.

Comme complications qui ne doivent pas égarer sur la cause initiale, il y a souvent des épanchements pleurétiques et péricardiques, séreux, séro-fibrineux ou hémorragiques. La gangrène pulmonaire est plus rare.

TABLEAU IX

Hypertrophie et dilatation du cœur.

Il est bien difficile de séparer l'un de l'autre ces deux états. Presque toujours l'hypertrophie se développe à cause de la dilatation du cœur ; mais quand l'hypertrophie a atteint un maximum qu'elle ne peut dépasser, la dilatation prend le dessus, puisqu'elle n'est plus compensée. D'ailleurs, hypertrophie et dilatation sont souvent la conséquence d'une sclérose du myocarde, d'origine artérielle.

A. *Hypertrophies essentielles, primitives, physiologiques. — Hypertrophie de croissance.* Elle n'existe pas ; en cas de troubles morbides, c'est la dilatation du cœur que l'on observe. Pour Huchard, il s'agit de dilatation, due à l'hypertension artérielle de la puberté.

Hypertrophie de la grossesse. C'est aussi de dilatation cardiaque qu'il s'agit.

B. *Hypertrophies secondaires, pathologiques.*

Dans les affections du cœur :
- D'origine endocardique ;
- D'origine myocardique (infections et intoxications) ;
- D'origine artérielle.

Dans les affections pulmonaires :	Bronchite chronique, emphysème.
Dans les affections rénales :	Néphrite interstitielle avec bruit de galop gauche.
Dans les affections gastro - hépati- ques(mécanisme réflexe) :	Colique hépatique, augmentation de pression dans le système pulmonaire, accentuation du deuxième bruit pulmonaire, galop droit.

Dans toutes les affections artérielles généralisées ou localisées (artério-sclérose, anévrysmes de l'aorte).

Ces hypertrophies sont toutes accompagnées d'un certain degré de dilatation.

Différences symptomatiques de l'hypertrophie et de la dilatation :

Hypertrophie.
Pouls fort, un peu bondissant, mais moins dépressible que le pouls de Corrigan ;
Pas de stase veineuse ;

Pas d'insuffisances valvulaires fonctionnelles ;

Galop diastolique (— ᴜᴜ);

Tension artérielle (25 ou 30 sphyg. de Potain).

Dilatation.
Petitesse du pouls ;

Distension des vaisseaux du cou et stase veineuse généralisée ;
Insuffisances valvulaires fonctionnelles (tricuspide surtout);
Galop présystolique (ᴜᴜ —);
Tension artérielle diminuée.

TABLEAU X

Insuffisance aortique.

Espèces étiologiques.

a) origine endocardique.
b) origine endartéritique.
c) fonctionnelle ou relative (dans symphise cardiaque, néphrite interstitielle avec ectasie de l'aorte.

A. **Endocardique.** — Ruptures valvulaires (traumatisme). Infections (rhumatisme articulaire aigu — fièvre typhoïde — scarlatine — variole), chez les jeunes.

Signes cardiaques : souffle au 2e temps à la base, frémissement, choc en dôme.

Signes artériels : pouls de Corrigan, double souffle de Duroziez, pouls capillaire, triade de Muller.

B. **Endartéritique** (maladie de Hogdson). —Conséquence de l'endartérite généralisée. Artério-sclérose, sclérose mui-multiple disséminée de Grasset, ou bien lésions locales aortiques, dues à des processus aigus ou chroniques (infections aiguës et surtout infections chroniques, au nombre desquelles syphilis et paludisme).

Chez hommes assez âgés ou scléreux — chez tabétiques souvent (mal perforant des valvules).

Symptômes : Hypertension marquée —crises angineuses — surélévation de la crosse de l'aorte et des sous-clavières — deux souffles au cœur. Différence des traces sphygmographiques. Mort subite plus fréquemment que dans l'insuffisance endocardique.

C. **Fonctionnelle.** — Souvent prélude d'une insuffisance aortique organique au cours de l'hypertension chronique (discutée et contestée parce qu'on rencontre toujours des lésions).

Dans l'insuffisance aortique artérielle, avant l'installation de la lésion, syndrome cardio-aortique (Vaquez) : accentuatuation du second bruit aortique, hypertrophie ventriculaire gauche et dilatation de l'aorte. C'est un effet de l'hypertension artérielle qui précède la sclérose. Donc hypertension, puis sclérose, puis insuffisance.

TABLEAU XI

Rétrécissement mitral pur.

Rarement acquis. Plus souvent congénital (nanisme mitral, — hérédo-tuberculose peut être aussi hérédo-syphilis — endocardite fœtale. Relation avec d'autres malformations, la tuberculose, l'hystérie, la chlorose (aplasie artérielle).

Signes objectifs. — Frémissement cataire. Cœur petit.

Auscultation. — Roulement ou souffle présystolique (*fout*) : dédoublement du 2e bruit (*tata*) ; roulement diastolique (*rrou*).
Dureté du premier bruit. Dédoublement du deuxième bruit (précession aortique ou pulmonaire).

Percussion. — En arrière le long de la colonne vertébrale, augmentation de la matité propre à l'oreillette gauche. Pouls petit, régulier, faux-pouls veineux fréquent.

Evolution. — Longue tolérance. Asystolie, fréquence de l'embolie cérébrale gauche (aphasie et hémiplégie droite).

TABLEAU XII

Insuffisance mitrale.

Etiologie :

Origine endocardique (rhumatisme et infections) ;
— artério-sclérose ;
— rupture valvulaire ;
— fonctionnelle (dilatation du cœur gauche).

Période d'adaptation : courte.

Signes. — Cœur gros — souffle systolique à la pointe, propagation axillaire (à distinguer avec les souffles cardio-pulmonaires de la pointe). Pouls : irrégulier et petit.

Insuffisance mitrale et rétrécissement mitral (maladie mitrale). Signes combinés.

TABLEAU XIII

Insuffisance tricuspidienne.

Aboutissant ordinaire des lésions valvulaires du cœur, ou des lésions pulmonaires, reflexes gastro-intestinaux. OEdème, ascite, foie cardiaque, troubles digestifs.

Souffle systolique. Maximum dans le quatrième espace intercostal gauche près du sternum ou partie inférieure du sternum, près de l'appendice xiphoïde.

Pouls veineux vrai jugulaire et hépatique.

Faux pouls veineux (battements carotidiens communiqués, systole auriculaire droite, mouvements physiologiques).

Si la veine jugulaire s'affaisse immédiatement avant ou en même temps que le pouls radial = faux pouls.

Si la veine jugulaire s'affaisse immédiatement après le pouls radial = vrai pouls.

TABLEAU XIV

Hypertension artérielle. Artério-sclérose.
Cardiopathies.

L'hypertension artérielle est à la base de toutes les manifestations de l'artério-sclérose (Huchard).

Symptômes	Vasculaires ou vaso-moteurs (algidités locales, doigt mort, crampes, vertiges, pouls fort et petit, fréquent, pression artérielle exagérée, 20, 25, 30). Aortiques : retentissement diastolique de l'aorte, à distinguer de l'éclat clangoreux qui suppose une altération valvulaire, insuffisance aortique fonctionnelle. Cardiaques : tachycardie, palpitations (ébauche de galop), premier bruit parcheminé, hypertrophie, puis dilatation. Viscéraux : hémorragies arthritiques, dyspnéc spéciale toxi-alimentaire, polyurie sans néphrite interstitielle.
Etiologie :	Comme pour l'artério-sclorose.
Pronostic :	Premier pas vers l'artério-sclérose, mais curable.

L'hypertension artérielle provoquée par un spasme permanent périphérique des vaisseaux finit par irriter les artères et conduit à l'artério-sclérose.

Artério-sclérose. — A distinguer de l'athéromc, lésion destructive qui peut se rencontrer dans l'artério-sclérose.

Etiologie
{
Causes diathésiques : rhumatisme, goutte, diabète, arthrites, hérédité.
Causes toxiques : alcoolisme, tabagisme, saturnisme, erreurs d'alimentation, surmenage, émotions répétées.
Causes infectieuses : fièvre typhoïde, variole, syphilis, malaria.
}

Toutes ces causes déterminent d'abord de l'hypertension artérielle.

Artério-sclérose du cœur. — 1° Cardiopathies artérielles à type myocardique (anévrysme du cœur, etc.), bruit de galop. 2° Cardiopathies artérielles à type valvulaire.

Démonstration par Huchard et ses élèves de la vascularisation des valvules cardiaques et de la subordination de la grande valve mitrale au système aortique (systèmes lacunaires, infarctus possibles de la région mitro-aortique).

Evolution des cardiopathies artérielles conduisant à l'asystolie qui peut être ou artérielle ou banale comme dans les cardiopathies valvulaires.

A moins d'asystolie banale, stigmates de l'artério-sclérose : hypertension, symptômes toxiques et miopragiques, on ne trouve pas en même temps forcément de la néphrite interstitielle.

Type mitral
{
Insuffisance mitrale artérielle, rétrécissement mitral, maladies aggravant l'artério-sclérose. Danger des deux hypertensions : pulmonaire et aortique.
}

Type aortique
{
Insuffisance aortique (d'abord et souvent fonctionnelle par hypertension, devenant organique par sclérose). Rétrécissement aortique, rétrécissement sous-aortique (par stěnose du canal ventriculo-aortique dans la région mitro-aortique.
}

TABLEAU XV

Angine de poitrine.

Angine vraie (Angina major).	*Pseudo-angine* (Angina minor).
Due à une lésion des coronaires (oblitération) ou à une névrite cardiaque, au cours de l'artério-sclérose.	Due à un spasme des coronaires ou à une névralgie cardiaque, dans les névroses, les dyspepsies, les infections et intoxications (surtout tabac).
Accès survenant à la suite d'efforts, de rêves émotionnants ; éclosion brusque, sans prodromes.	Accès survenant sans cause apparente, souvent la nuit ; il y a généralement une sorte d'aura (sensations de froid, de chaud).
Douleur rétro - sternale avec irradiation dans le bras gauche.	Douleur précordiale, hyperesthésie cutanée.
Angoisse sidérante ; le malade reste immobile, terrifié, très pâle.	Le malade s'agite. Son visage est coloré ou non modifié.
Les accès sont de très courte durée (un quart d'heure au plus).	Les accès peuvent être très longs (plusieurs heures).
Les accès sont assez espacés.	Les accès sont beaucoup plus rapprochés.
Maladie de l'âge mûr (au-delà de 50 ans).	Maladie de tous les âges, souvent de la jeunesse (nervosisme).
Maladie très grave, indiquant une adultération profonde du système vasculaire et pouvant entraîner la mort, même dès le premier accès.	Maladie peu grave ; mais l'intoxication tabagique peut entraîner, si elle se prolonge, l'angina major.
	A la fin de l'accès, phénomènes critiques (sueurs, polyurie).

TABLEAU XVI

Angines aiguës.

Elles sont rouges ou blanches, et celles-ci sont pultacées, pseudo-membraneuses, ulcéro-membraneuses. Les angines dites noires sont les angines gangreneuses que l'on voit chez des enfants cachectiques à la suite de la diphtérie, de la rougeole, de la scarlatine.

Il faut savoir si on a affaire à une angine diphtérique ou non, et la bactériologie est souvent seule capable de trancher la question.

Les angines rouges sont rarement diphtériques, et parmi les angines blanches, les angines pseudo-membraneuses le sont presqu'à coup sûr.

Les angines rouges peuvent devenir pultacées ou pseudo-membraneuses ; mais cette transformation ne permet guère l'erreur, car elle se fait très rapidement.

Angines rouges

Angine simple. — Infection banale, souvent saisonnière, dure quelques jours, pas d'adénites.

Erysipélateuse. — Angine rouge foncé, phlyctènes sur le voile.

Grippale. — Stries sur le fond rouge de l'angine, douleurs d'oreille, langue de porcelaine.

Rhumatismale. — OEdème et douleurs vives, souvent unilatérale, raideur des muscles du cou.

Angines rouges

Rubéolique. — Erythème papuleux spé-cial sur le voile.

Angines iodiques. — *Angines de la belladone* et autres solanées, les pre-mières avec hypersécrétion salivaire, les secondes avec sécheresse de toute la bouche.

Angine variolique. — Rouge d'abord, mais se complique facilement d'ulcé-rations.

Angines blanches
1° Pultacées :

Angine simple pultacée. — Les enduits pultacés non adhérents sont localisés aux amygdales.

Angine scarlatineuse. — Précoce, elle est pultacée, rarement pseudo-mem-braneuse. Tardive, l'angine peut être diphtérique.

Angine diphtérique. — Se caractérise parfois par des enduits pultacés au ni-veau des amygdales ; mais il y a géné-ralement aussi des fausses membranes qu'il faut rechercher dans le pharynx et dans le larynx.

2° Pseudo-mem-braneuses :

Le type, c'est la **diphtérie**. Une angine pseudo-membraneuse est presque tou-jours diphtérique. Il faut distinguer les enduits pultacés qui s'enlèvent facile-ment, se délitent très bien dans l'eau, d'avec les fausses membranes qui sont adhérentes à la muqueuse, qu'on doit frotter pour les enlever. Les fausses membranes d'abord localisées aux amygdales, envahissent vite le voile, la luette. Il y a toujours des adénites cervicales très développées, en cas d'as-sociation du bacille de Löffler avec le streptocoque.

<table>
<tr><td>3° Ulcéro-mem-
braneuses :</td><td>Ces angines sont souvent secondaires à la diphtérie.
Une d'elles est l'angine de Vincent, due à un bacille fusiforme associé à un spirille, cet organisme étant l'agent de la stomatite ulcéro-membraneuse. Elle dure quelques jours, est unilatérale et accompagnée d'adénite.
Il ne faut pas la confondre avec le chancre de l'amygdale (peu de douleurs, induration, ganglions durs, pas de fièvre.)</td></tr>
</table>

L'angine herpétique est actuellement contestée. On a donné ce nom à toutes les angines dans lesquelles on remarquait de l'herpès labialis. Cette dénomination englobait des faits disparates. D'après certains, il faut réserver ce nom aux angines caractérisées par une éruption sur le pharynx de vésicules d'herpès, qui crèvent et laissent une petite érosion polycyclique, recouverte par une mince pellicule, dont l'aspect et la texture (couleur opaline, finesse extrême) ne rappellent en rien la « couenne » diphtérique. Quant aux angines phlegmoneuses, elles représentent des inflammations, suppurations circonscrites (amygdales souvent), des abcès : à l'orifice on trouve quelquefois une pseudo-membrane analogue à la membrane diphtérique (examen bactériologique).

TABLEAU XVII

Ulcérations de la Bouche, de la Langue et du Pharynx.

Maladies aiguës. —**Dans les infections aiguës**, il y a fréquemment des ulcérations : telles celles qui succèdent aux pustules varioliques, telles surtout celles de la fièvre typhoïde (2e septenaire) qui sont caractéristiques. Dans la coqueluche, on note une petite ulcération siégeant au frein de la langue et qui a une valeur diagnostique.

D'autres infections aiguës, mal définies étiologiquement, ont pour symptôme principal une stomatite ulcéreuse. Ainsi **la stomatite ulcéro-membraneuse** (bacille fusiforme de Vincent uni à un spirille), maladie de l'enfance ou de l'adolescence, épidémique et contagieuse. Il y a des petites ulcérations à fond ecchymotique sur les gencives, des ulcérations plus étendues à la face interne des joues, des ulcérations plus superficielles sur la langue. Toutes sont recouvertes d'une fausse membrane. L'affection s'accompagne d'engorgement des ganglions sous-maxillaires et se termine par la guérison après une évolution assez longue (un mois, deux mois, trois mois). Elle doit être rapprochée de l'angine ulcéro-membraneuse.

La gangrène de la bouche ou **noma** envahit les gencives, les joues sous forme de plaques des phacèles noire. Les désordres sont considérables et la rapidité effrayante. Cette maladie, constamment mortelle, atteint les enfants convalescents de maladies infectieuses (la rougeole notamment).

Les autres **stomatites** (simple, aphteuse, érythémateuse) présentent des ulcérations, mais tout à fait superficielles.

La stomatite mercurielle doit être intense pour présenter des ulcérations, quelquefois très profondes.

Maladies chroniques. — Trois maladies chroniques donnent surtout lieu à des ulcérations de la bouche, de la langue et du pharynx. Ce sont le cancer, la syphilis, la tuberculose.

La tumeur cancéreuse est facile à reconnaître. Les bords sont évasés ; le fond des ulcérations est sanieux, saignant facilement. Il y a une adénopathie sous-maxillaire rapide. L'état genéral est mauvais (cachexie jaune paille).

La **syphilis** peut atteindre la bouche et le pharynx dans ses trois périodes. Le chancre buccal est plutôt une érosion qu'une ulcération, avec adénopathie dure. Il est fissuraire aux commissures des lèvres. Le chancre lingual est recouvert d'une fausse membrane diphtéroïde. Le chancre de l'amygdale amène la tuméfaction avec extrême dureté de l'amygdale. Il y a des adénites rétro-maxillaires et un ganglion très dur et plus développé que les autres. On le confond avec les amygdalites ; mais celles-ci sont souvent bilatérales et fébriles. Les plaques muqueuses peuvent être ulcéreuses, se recouvrir d'un exsudat diphtéroïde, et l'examen bactériologique seul pourra trancher définitivement la question, car il y a de la fièvre et un mauvais état général. Les gommes susceptibles elles aussi de s'ulcérer (ulcère gommeux) ne s'accompagnent pas d'adénopathies comme l'accident primitif et les accidents secondaires. Les gommes du voile évoluent rapidement et peuvent perforer le voile en trois semaines, si le traitement n'intervient pas.

Les lésions syphylitiques sont généralement à bords nets, franchement coupés. En général, elles ne sont pas douloureuses. Le voile du palais est toujours plus ou moins congestionné (signe diagnostique avec la tuberculose).

La tuberculose de la bouche, de la langue et du pharynx est généralement consécutive à la tuberculose pulmonaire. Sur la langue, les ulcérations sont typiques. Les bords sont ondulés, le fond est gris jaunâtre, et autour de l'ulcération il y a un semis de *grains jaunâtres*, amas de follicules tuberculeux, qui s'ulcèrent et étendent l'ulcération primitive. La marche est assez lente et ces ulcérations sont très douloureuses, ne donnant pas lieu à des adénopathies. Les ulcérations tuberculeuses du pharynx peuvent évoluer très rapidement (angine tuberculeuse), et entraîner la mort en quelques mois avec une dysphagie tellement douloureuse qu'elle cause l'inanition. Le voile du palais est dans les lésions tuberculeuses, remarquablement décoloré.

TABLEAU XVIII

Diagnostic de l'Ulcère rond de l'Estomac

(Douleur, vomissements, hématémèses.)

Avec gastrite simple ou neurasthénique : douleurs moins vives, nullement en rapport avec ingestion dès aliments.

Avec hyperchlorhydrie et maladie de Reichmann : Douleurs moins localisées. Se méfier quand les crises sont plus régulières et ne se calment plus par ingestion d'albuminoïdes.

Avec gastrite chronique : langue sale ; souvent signes d'alcoolisme, douleurs moins vives, fermentations anormales.

Avec hématémèses du début de la cirrhose (évolution, signes d'insuffisance hépatique).

Avec exulceratio simplex de Dieulafoy (absence de la douleur spéciale).

Avec anévrysme de la paroi gastrique (absence de signes d'ulcère).

Avec hématémèses des affections spléniques (absence de signes d'ulcère, maladie causale : souvent intervention du foie).

Avec ulcère du duodénum : douleurs plus tardives, vomissements moins réguliers, mélœna plutôt qu'hématémèses ; souvent appétit non modifié.

Avec ulcère de l'œsophage : symptomatologie obscure, douleur rétro sternale, hématémèses fréquentes, perforation intra-thoracique.

En cas de cancer développé sur les bords d'un ulcère, les signes de l'ulcère persistent.

Ulcère de l'estomac.	*Cancer de l'estomac.*
Durée très longue, souvent indéfinie, HCl en excès.	Durée d'un an à dix-huit mois. Anachlorhydrie.
Vomissements : pas de fermentations anormales, peptones.	Fermentations anormales, pas de peptones.
Anémie ; mais ni cachexie, ni teinte jaune paille.	Cachexie et teinte jaune paille.
Pas de tumeur à l'épigastre à moins de bourrelet calleux.	Tumeur à l'épigastre.
Douleur spéciale en broche, en rapport avec ingestion des aliments.	Douleurs plus continues, non en rapport avec ingestion alimentaire.
Hématémèses généralement rutilantes.	Hématémèses marc de café.
Pas de diminution de l'hémoglobine.	Diminution de l'hémoglobine.
Pas de diminution de l'urée.	Diminution de l'urée.
Pas d'œdèmes des jambes.	OEdème des jambes.
Pas de phlegmatia.	Phlegmatia (Trousseau).
Pas de ganglions sus-claviculaires ou autres.	Ganglions sus-claviculaires et autres.

TABLEAU XIX

Dilatation de l'estomac.

On tend aujourd'hui à envisager le retard apporté au passage des aliments de l'estomac dans l'intestin, plus que l'ectasie stomacale elle-même. Définition de Bouchard : « Un estomac qui ne se rétracte pas lorsqu'il se vide est un estomac dilaté. La stase des liquides et des solides constitue l'élément le plus important ».

A. *Dilatation sans stase permanente (atonie gastrique, dyspepsie nervo-motrice de Mathieu)*. — Symptomatologie variable, parfois nulle. Les accidents ne surviennent que par intervalles sous l'influence d'excès alimentaires, de refroidissement. Troubles névropathiques fréquents.

B. *Dilatation avec stase permanente*. — Ici avec la sonde on retire toujours des aliments de l'estomac, bien qu'on soit très loin de l'absorption, ce qui n'arrivait pas dans le cas précédent. C'est la vraie dilatation. comprenant plusieurs variétés (Soupault).

I. *Dilatation par obstacle pylorique, intra ouextra stomacal.*

Formes cliniques :
1º Grande dilatation avec stase abondante ;
2º Maladie de Reichmann (gastro-succorhée) ;
3º Hyperchlorhydrie simple avec syndrome pylorique (douleurs tardives avec vomissements).

Cancer ;
Ulcères de l'estomac et du duodénum (cicatrice ou spasme) ;
Ganglions hypertrophiés,
Foie, rein, pancréas ;
Vésicule biliaire distendue par des calculs ;
Brides péritonéales ;
Coudure du duodénum, suite de dilatation verticale de l'estomac.

II. *Dilatation par lésion des parois stomacales (insuffisance musculaire).*

C'est la dilatation de Bouchard — débilité congénitale de la fibre musculaire. Causes prédisposantes : névroses, surmenage, tuberculose, fièvre typhoïde (Le Gendre). Rôle présumé d'anciennes adhérences (périgastrite).

Pour Bouchard, véritable diathèse. A la base de la plus part des auto-intoxications, retentissant ainsi sur le-organes : Reins (albuminurie) ; foie (congestion, laquelle pousse le rein en dehors de sa loge, rein mobile) ; peau (éruptions diverses) ; bronches et poumons (bronchites à répétition) ; articulation phalango-phalanginienne des doigts (comptodactylie ou épaississement de l'extrémité supérieure de la deuxième phalange). Troubles nerveux divers. La tétanie s'observe dans toutes les dilatations mais surtout dans la maladie de Reichmann. Coma dyspeptique. Entéro-colite muco-membraneuse associée à des ptoses diverses (splanchnoptose, diathèse ptosique de Glenard).

Diagnostic de la dilatation. — A jeun, glouglou, ou mieux, succussion (on évitera de confondre avec les bruits du côlon). Introduction prudente de la sonde. Mouvements péristaltiques visibles sur l'abdomen.

Diagnostic de la cause de la dilatation. — Signes propres à chaque affection (cancer, ulcère, gastro-succhorée, etc.).

TABLEAU XX

Hématémèses.

Rejet de sang par vomissements. Le sang vient de l'estomac.

A distinguer de l'hémoptysie (rejet par la bouche de sang provenant des voies respiratoires) : toux, dyspnée, sang plus âcre, plus spumeux, plus rouge.

Dans l'hématémèse, le sang est plus foncé, contenant des débris alimentaires : coïncidence avec mélæna : pas de dyspnée.

Mais causes d'erreur : sang dégluti, provenant des voies respiratoires, puis vomi, ou du pharynx (lésions visibles) ou du nez (traînées sanglantes dans le pharynx) ou de l'œsophage (commémoratifs, dysphagie, douleur rétro-sternale) ou du duodénum (par ulcère).

En présence d'une hématémèse, il faut songer à un ulcère de l'estomac ou à un cancer de l'estomac.

Dans l'ulcère, le vomissement est plus copieux et le sang est plus rutilant que dans le cancer. C'est souvent le premier symptôme de la maladie, mais souvent il y a coïncidence des autres symptômes de l'ulcère et l'acide chlorhydrique est décelé en abondance dans les matières vomies.

Dans le cancer, le vomissement est moins abondant et le sang est plus noir (marc de café) que dans l'ulcère. C'est parfois le premier symptôme de la maladie, mais souvent il y a coïncidence des autres symptômes du cancer (anoréxie, amaigrissement, cachexie, douleurs, tumeur, œdème malléolaire) et l'acide chlorhydrique manque dans les matières vomies.

Il y a cependant des cas d'hématémèses congestives (sang rutilant) qui annoncent longtemps à l'avance le cancer, surtout chez les jeunes gens. D'autre part, le sang est noir dans les vomissements de l'ulcère, quand il a séjourné dans l'estomac.

En dehors de l'ulcère et du cancer, on peut rencontrer des hématémèses dans :

1° **Les cirrhoses** et autres affections du foie et des voies biliaires (pseudo-ulcère stomacal) qui agissent soit par hypertension portale, généralisée à tout le territoire porte ou localisée à une partie de ce territoire, soit par lésion cellulaire hépatique :

2° **L'anévrysme de l'aorte** ;

3° **Les embolies** des artères stomacales (artères mésentériques) ;

4° **Les infections générales** ou les **dyscrasies** (purpura, fièvres éruptives, ictère grave, fièvre jaune, scorbut) et dans ces circonstances il faut probablement incriminer la défaillance de la cellule hépatique ;

5° **L'hystérie** (provoquée par un ébranlement nerveux, un léger traumatisme) qui se révèle par les stigmates habituels, la disproportion entre l'importance des hémorragies en général très abondantes et l'état général toujours satisfaisant.

TABLEAU XXI

Entérites.

Les entérites sont divisées en **primitives** et **secondaires**; mais les entérites primitives sont celles dont la cause est inconnue ou au contraire très banale (a frigore, constipation, vers, poisons absorbés, dents, humidité chaude de l'été, influence considérable de l'allaitement artificiel). Les entérites secondaires sont consécutives aux maladies des autres organes (hépatites, endocardites, pneumonies, etc.), ou font partie du cadre symptomatique de grandes maladies générales (fièvre typhoïde, dysenterie, fièvres éruptives).

Les entérites sont **aiguës** ou **chroniques**, susceptibles de comporter plusieurs degrés différents, atteignant tantôt l'intestin tout entier, tantôt une partie : intestin grêle, côlon (colites). Elles sont apyrétiques ou fébriles, et communes dans l'enfance. Les selles sont toujours nombreuses, et de colorations diverses (blanches vertes, mélangées de jaune, de blanc, de vert), parfois elles sont teintées de sang (forme dysentérique). Comme complications, il y a souvent du purpura, une broncho-pneumonie.

Choléra infantile. — Maladie de la première enfance, due aux ptomaïnes du lait ou à un coli-bacille exalté dans sa virulence. C'est une entérite-aiguë avec symptômes cholériformes persistant plusieurs jours. Selles d'abord colorées, puis incolores, aqueuses comme les selles cholériques, mais dépourvues de grains riziformes. Vomissements presque incurables. En quelques jours, le malade s'affaisse ; sa température d'abord assez élevée tombe à 36°, le pouls d'abord fréquent, se ralentit et devient imperceptible. Les traits s'excavent ; il y a de l'oligurie avec albuminurie, et le malade meurt dans le coma, a moins que (un quart des cas) il ne se produise une réaction.

Entérites chroniques. — Causes multiples. Rôle des ingesta (alcool chez l'adulte), des auto intoxications (urémie). Dans le tout jeune âge, l'athrepsie est caractérisée surtout par une entérite chronique. Elles succèdent aux entérites aiguées ou sont chroniques d'emblée. Le symptôme principal, c'est la diarrhée tenace, fétide, parfois teintée de sang. L'amaigrissement devient extrême ; l'alimentation est mal supportée ; les malades sont de véritables infirmes. Il faut dans le diagnostic passer en revue les quatre catégories de diarrhée : diarrhées de causes physiques (froid, chaud, etc.) diarrhées infectieuses, diarrhées toxiques, diarrhées diathésiques (diarrhée nerveuse) (Mathieu).

Entérite tuberculeuse. — Entérite chronique. Elle peut être primitive (ingestion de lait tuberculeux) ou secondaire (crachats déglutis). Diarrhée tenace, de coloration noire. Aggravation de la tuberculose pulmonaire du fait de l'entérite. Si les lésions siègent au cœcum, on peut croire à une typhlite ou à une appendicite chroniques, dont on la distinguera par les symptômes généraux et les lésions des autres organés. D'ailleurs les lésions sont plus étendues dans la forme entéro-péritonéale de la tuberculose (typhlite tuberculeuse) que dans l'appendicite.

Entérite muco-membraneuse. — Relations avec la névropathie, la neurasthénie, l'entéroptose, l'appendicite à laquelle elle prédispose (d'après beaucoup). Constipation avec crises entéralgiques, constituant de véritables débâcles et durant plusieurs jours. Il y a rejet de mucus et de fausses membranes. Les symptômes plus ou moins aigus qui accompagnent les crises peuvent produire la confusion avec l'occlusion intestinale et même la fièvre typhoïde, la maladie, pouvant être apyrétique ou hypertermique. Rapports de cette entérite avec l'aortite abdominale (Teissier). Rapports de cette entérite avec la gastrite hyperpeptique (A. Robin).

Colites. — Quelquefois les entérites atteignent le côlon, à l'exclusion des autres parties de l'intestin ; et l'entérite se distingue de la colite par la diarrhée non glaireuse, franchement fécale, par le ballonnement plus uniforme du ventre, l'indolence du côlon à la pression (Guinon).

Les colites chroniques chez l'enfant ont ceci de particulier qu'elles s'accompagnent de constipation le plus souvent (Guinon). Cette colite chronique prédispose à l'appendicite.

La typhlite peut encore être décrite à côté de l'appendicite ; mais elle est exceptionnelle. Elle est parfois tuberculeuse, actino mycosique.

La dysenterie (qu'elle soit due au coli-bacille ou à des amibes) et la diarrhée chronique de Cochinchine, sont des entérites qui paraissent spécifiquement bien déterminées, quoiqu'on ne connaisse pas d'une façon certaine, leur agent pathogène.

TABLEAU XXII

Cancer de l'intestin.

Tumeur, douleur, alternatives de diarrhée et de constipation, melœna et selles rubanées, cachexie, chez personnes âgées.

Siège. — Surtout rectum, S iliaque, cœcum, valvule iléocœcale, duodénum.

On peut prendre pour une tumeur des matières intestinales durcies ; mais dans ce cas la tumeur se modifie par les lavements ou les purgatifs.

La péritonite tuberculeuse produit plutôt des empâtements, des gâteaux, moins bien circonscrits, plus superficiels. Elle atteint des sujets jeunes; porteurs de lésions tuberculeuses en d'autres parties du corps. Elle s'accompagne de fièvre.

Le cancer du péritoine, s'il est aigu (carcinose miliaire aiguë) ressemble beaucoup à la péritonite tuberculeuse ; il peut aussi être confondu avec le cancer de l'intestin ; mais les indurations sont plus superficielles ; la marche est souvent suraiguë. Dans la péritonite chronique, le péritoine réagit en produisant de l'ascite, qui est plus rare dans le cancer de l'intestin ; mais les symptômes intestinaux sont à peu près les mêmes, sauf qu'il n'y a pas de melœna.

Variétés.

Lymphadénie de l'intestin. — Les lymphomes de l'intestin sont de véritables néoplasmes. Ils s'accompagnent de diarrhée souvent sanglante, avec ascite, hypertrophie du foie et de la rate. Le sang ne contient généralement pas de globules blancs en excès (pas de leucémie). Les tumeurs sont multiples.

Cancer du rectum. — Douleurs dans la sphère des nerfs sacrés et sciatiques. Troubles de la défécation, se montrant très rapidement (tenesme, épreintes), le toucher rectal et l'examen *de visu* le font reconnaître.

Cancer du cœcum. — Il présente ceci de particulier que la tumeur peut comprimer la veine iliaque externe droite et provoquer l'œdème de tout le membre inférieur correspondant. Il faudra éliminer la typhlite tuberculeuse, dont la marche est moins rapide et qui coïncide avec d'autres lésions tuberculeuses.

Cancer du duodénum. — Il peut siéger près du pylore, près du jéjunum ou au niveau de l'ampoule de Water. Dans le premier cas, il y a des signes de dilatation stomacale, des phénomènes gastriques et l'on peut croire à un cancer de l'estomac ; mais il y a en plus des symptômes abdominaux, en particulier des douleurs non pas épigastriques, mais périombilicales et dans l'hypochondre droit. Dans le cas de siège préjéjunal, on rencontre dans les vomissements de la bile et du suc pancréatique ; les selles se décolorent par suite de l'obstruction intestinale, entrave au cours de la bile. Si l'ampoule de Water est intéressée, il s'agit plutôt d'un cancer des voies biliaires ; l'ictère est alors un signe des plus importants, un ictère qui une fois installe ne rétrocédera plus (caractères de l'ictère parrétention, bilirubine dans l'urine, selles décolorées). Le foie est gros et douloureux, la vésicule dilatée. La marche peut s'accélérer, s'il se produit de l'ictère grave, ce qui est assez fréquent. La durée moyenne est d'un an à dix-huit mois.

Le cancer du pancréas (tête) est assez analogue mais il évolue plus rapidement. Parmi les obstructions du cholédoque, celle due à la lithiase est la plus commune : les commémoratifs seuls pourront vous éclairer, car le tableau clinique est à peu près semblable. D'ailleurs il y a souvent concomitance de lithiase biliaire et de cancer de Water ; mais la lithiase est encoreplus fréquemment associée au cancer des voies biliaires supérieures.

TABLEAU XXIII

Occlusion intestinale.

Ensemble des phénomènes morbides dus à l'arrêt des matières dans l'intestin, exception faite de l'arrêt dû à l'étranglement herniaire.

Deux types cliniques :

Début brusque, foudroyant et développement rapide : c'est l'occlusion aiguë.

Début progressif, évolution comportant des améliorations et des régressions : c'est l'obstruction intestinale.

A. Occlusion aiguë.

Douleur violente (colique de miserere), localisée en un point, puis se généralisant. Constipation, une fois le bout inférieur vidé ; mais parfois diarrhée séreuse (hypersecrétion de la muqueuse du bout inférieur). Généralement, il y a arrêt total des matières et des gaz. Vomissements avec état nauséeux initial. Ils surviennent quelques heures après le début et sont alimentaires, bilieux, fécaloïdes. Le météorisme s'accuse à la fin du premier jour ; il entrave le jeu du diaphragme et des poumons. En même temps, altération profonde et rapide de l'état général. Le faciès abdominal se réalise (effilement du nez, yeux excavés et cernés). Le pouls est misérable. Les urines sont rares ; il y a parfois de l'anu-

rie. Dans les urines, on décèle de l'indican (Réaction de Jaffé :
en agitant de l'urine avec de l'acide chlorhydrique, mélange
dans lequel on ajoute du chlorure de chaux, coloration rose
clair, rouge violet, bleu ou bleu noirâtre, suivant la richesse
de l'urine en indican).

La température est basse (36°) ; la langue se sèche, la voix
se casse, il y a des sueurs visqueuses ; l'adynamie progresse
et le malade meurt.

Complications :

Congestion pulmonaire (coli-bacille, poisons stercoraux)
broncho-pneumonie. Abcès du foie.

Péritonites par perforation ou par propagation (vomissements porracés, collapsus plus profond) ; la fièvre s'élève.

Marche :

Parfois guérison spontanée. Ouverture d'un abcès stercoral
à la peau ou dans un organe voisin (fistules cutanées, va-
ginales, vésicales). Gangrène du bout invaginé qui peut
être évacué par l'intestin avec guérison, en cas d'adhérences
péritonéales.

Modalités étiologiques :

Cases extrinsèques : brides péritonéales, pédicules de
kyste, appendice s'enroulant autour de l'intestin (volvulus),
hernie interne (diaphragme, arrière cavité de l'édiploon),
cancer, fibromes, kystes, rein flottant comprimant l'intestin.

Causes pariétales : rétrécissements dus à des ulcérations
typhoïdiques, dysentériques, tuberculeuses, aux cancers.
Invagination ; c'est la cause la plus fréquente d'occlusion
chez les enfants. Elle peut être incomplète dans les invagi-
nations chroniques. Elle siège surtout à l'iléon (iléo-cœcale).
Volvulus dû à un méso côlon trop long, siège à l'S iliaque, et
chez des vieillards. Coudures avec adhérences au préalable.

Causes cavitaires. — Corps étrangers (noyaux, vers en paquets, matières accumulées, calculs biliaires pénétrant par fistule cystico-colique.

Pseudo-étranglements : Spasme ou paralysie d'une partie de l'intestin ; et à l'autopsie on ne trouve rien (réduction de hernie, opérations).

B. Obstruction intestinale.

Forme lente. Rétrécissements cicatriciels ou cancéreux, constipation chronique. Météorisme. Terminaison par occlusion aiguë ou marasme.

Diagnostic. — Il faut savoir s'il y a occlusion intestinale, quel est son siège et quelle est sa cause.

Eliminer l'étranglement herniaire (recherche des hernies) les péritonites (fièvre, pas de vomissements fécaloïdes), surtout celles par perforation, très difficiles à distinguer. Pour le siège, un météorisme péri-ombilical indiquera un obstacle à la fin de l'iléon. Un météorisme énorme siégeant dans les flancs, l'épigastre, respectant la région péri-ombilicale indiquera une occlusion de l'S iliaque ou du rectum. La réaction de Jaffé (indican) se produit surtout intense quand l'obstacle siège dans l'intestin grêle. Pour la cause, commémoratifs, marche, constatation d'une tumeur dans les néoplasmes ; d'une invagination, celle-ci pouvant être chronique avec selles sanglantes et simuler la dysenterie. Ne penser aux pseudo-étranglements nerveux qu'après élimination de toutes les causes (stigmates d'hystérie).

TARLEAU XXIV

Vers intestinaux.

I. *Vers plats.*

Atteignent leur développement complet chez l'homme, après absorption d'embryons, contenus dans la chair d'animaux.

A. *Tœnia inerme*. — Ventouses, pas de crochets, cysticerque chez le bœuf.)

B. *Tœnia armé* (solium). — (Quatre ventouses, rostre entouré de deux rangées de crochets, au nombre d'une trentaine cnviron ; le cysticerque produit dans les muscles la ladrerie du porc, qui peut aussi s'observer chez l'homme, si le cysticerque n'évolue pas.

C. *Bothriocephalus latus*. — Plus long que les autres (10 à 12 mètres), se trouve dans les lacs de Suisse, se communique par la chair de certains poissons. Certains lui attribuent le syndrome anémie pernicieuse.

II. *Vers ronds ou Nématodes.*

A. *Ascaride lombricoïde* (mâle, 20 centimètres ; femelle, 30 centimètres). — Il est susceptible de s'introduire dans tous les canaux, dans toutes les cavités (conduits biliaires, glotte, trompe d'Eustache, etc.), communiquant plus ou moins directement avec l'intestin. Nombreux troubles nerveux sympathiques.

B. *Oxyure vermiculaire, ver flliforme* (mâle, 5 millimètres ; femelle, 15 millimètres). — Donne lieu à un prurit intense autour de l'anus et du vagin.

C. *Ankylostome duodénal* (mâle, 6 millimètres ; femelle, 10 millimètres). — La bouche est armée de crochets de chitine. Anémie des mineurs. Rechercher les œufs dans les selles.

TABLEAU XXV

Hémorragies intestinales (entérorragies).

Selles rouges ou noires (mélæna), sang intimement mélangé aux selles (crachats dysentériques) ou non (hémorrhoïdes).

Ne pas confondre avec selles colorées en noir par bismuth, ratanhia, sang provenant du nez, de la gorge et avalé par enfants, sang provenant de l'estomac (cancer ou ulcère signes propres à ces affections).

Symptomes : Si abondantes, symptômes propres à toutes les grandes hémorragies : pâleur, syncope, faiblesse du pouls. Si peu abondantes : malaise, ballonnement abdominal, cuisson, ou rien.

Deux causes : 1º locale, mécanique, processus ulcératif ; 2º générale, processus hémorragipare généralisé (infections, intoxications).

I. **Cause locale**, mécanique, processus ulcératif :

Absorption de substances ou poisons corrosifs ;

Exagération de la pression porte (maladie du cœur et du foie) ;

Ulcérations de la fièvre typhoïde, de la tuberculose, de la dysenterie, du cancer, de l'ulcère ;

Fragilité spéciale des vaisseaux de la région (artériosclérose).

II. **Cause générale**, processus hémorragipare généralisé (les processus infectieux ou toxiques agissent presque toujours par l'intermédiaire du foie, dont les lésions, au cours de ces processus, expliquent son inaptitude à neutraliser les poisons hémorragipares des infections et des intoxications) :

Maladies infectieuses. — Surtout fièvre typhoïde. Toute hémorragie intestinale survenant au cours d'une fièvre continue, indique presque à coup sûr une fièvre typhoïde. Fièvre jaune. Ictère grave. Purpuras. Paludisme. Tuberculose.

Intoxications et dyscrasies. — Hémophilie. Cirrhoses. Leucémie. Artério-sclérose. Mal de Bright.

En présence d'une hémorragie intestinale, chercher si elle est survenue au cours d'une maladie fébrile et dans ce cas s'orienter du côté de la **fièvre typhoïde** s'il n'y a pas un signe comme une **éruption purpurique** éclairant immédiatement le diagnostic. Se rappeler que dans les maladies infectieuses, le foie grossit au moment de l'hémorragie intestinale, reste gros pendant toute la durée de l'hémorragie et revient à ses dimensions normales quand l'hémorragie a cessé (pers.). Se rappeler aussi que toute hémorragie intestinale un peu abondante amène une baisse thermique passagère, notamment dans la fièvre typhoïde.

Si l'hémorragie n'est pas liée à un état fébrile, chercher du côté d'un **accident**, d'un **empoisonnement** (absorption de poisons corrosifs) et ensuite du côté des **infections chroniques et dyscrasies** ; enfin après pareille élimination et en considération de l'état, de la profession, penser à **l'ankylostome**.

Les hémorragies intestinales des infections et des intoxications sont souvent produites par les deux causes (locale et générale associées) soit agissant simultanément, soit agissant indépendamment l'une de l'autre. Dans la fièvre typhoïde, c'est tantôt l'ulcération de la plaque de Peyer qui ouvre un vaisseau, tantôt c'est le processus infectieux lui-même qui détermine une hémorragie en nappe.

Possibilité de la simulation de l'hémorragie intestinale par les hystériques.

TABLEAU XXVI

Péritonites dans la fièvre typhoïde.

Causes. — Surtout perforation intestinale. Appendicite. Propagation (?). Lésions de la rate, du foie, de la vésicule biliaire (cholécystite). Ganglions mésentériques abcédés, lésions de la vessie ou de l'ovaire, abcès du grand droit ouverts dans le péritoine.

Critique par Dieulafoy de la péritonite par propagation de Trousseau et Thirial. Ou une perforation a échappé, où il s'agissait d'appendicite. Pour que les germes traversent, nécessité de l'exaltation de virulence dans une cavité close.

Appendicites : plutôt paratyphoïdiques (coli-bacille), déclin ou convalescence, pas de baisse thermique, origine pour l'avenir de crises appendiculaires nouvelles.

Perforation intestinale :

A. Perforation de l'appendice (comme celles de l'iléon, du cœcum, du côlon) ;

B. Perforation de dehors en dedans (par suppuration des ganglions mésentériques abcédés et adhérents) ;

C. Perforation proprement dite, de dedans en dehors).

Siège : iléon, rarement à plus de 0 m. 5 de la valvule.

Nombre : variable, une seule, 2, 3, 25 (Hoffmann) ; non en rapport avec le nombre de plaques ulcérées (une seule plaque ulcérée, une perforation).

Clinique. — Causes adjuvantes de la perforation : Météorismes, écarts de régime, efforts, augmentation de la pression artérielle. '

Signes prodromiques. — Météorisme accru, douleurs abdominales avec défense de la paroi, diarrhée profuse, hémorragies, hypertension artérielle, claquement du deuxième bruit aortique.

Apparition d'ordinaire dans les formes graves, parfois aussi dans les formes ambulatoires.

Description. — Douleur atroce. Hypothermie brusque (coli-bacille ou sidération du sympathique par le choc) ; mais parfois hyperthermie, collapsus cardiaque, température remontant lentement, météorisme s'exagérant, hoquets, disparition de la matité hépatique, vomissements porracés, facies péritonéal. Anurie, mort en quarante-huit heures, guérison rare, survenue quelquefois à la suite d'une intervention opératoire.

TABLEAU XXVII

Ptoses.

Au premier rang des ptoses (chute des organes splanchni-ques de l'abdomen) il y a l'enteroptose qui, d'après Glénard, les conditionnerait toutes.

L'intestin est maintenu par des ligaments suspenseurs péritonéaux qui le rattachent au rachis et par la paroi abdo-minale, mais son poids est diminué du fait qu'il flotte dans la sérosité péritonéale. Si l'intestin se vide de gaz par suite par exemple d'inertie gastrique, sa densité est augmentée et il y a tiraillement des ligaments. Le côlon tombe par abais-sement de son angle droit qui est mal fixé et le ligament py-loro-colique vient tirailler le pylore et l'abaisser : d'où dila-tation de l'estomac et gastroptose. L'épiploon gastro-hépatique est également tiraillé, d'où hépatoptose. Le rein droit s'abaisse par le même mécanisme et devient le rein flottant. De même la rate.

Signes et symptômes. — Les parois de l'abdomen sont flasques et tombantes (besace). Elles se laissent déprimer et l'on sent facilement les battements de l'aorte qui n'est plus masqué par le côlon. Le malade est soulagé si l'on soulève avec les mains son abdomen (signe de la sangle).

Trois signes cardinaux : 1º **Corde colique** ; 2º **corde iliaque gauche** ; 3º **boudin cœcal** déjeté en dedans, cylin-drique, légèrement sonore.

Les entéroptosés sont des constipés, souffrant de douleurs multiples et variées, de troubles gastriques divers avec des signes neurasthéniques évidents.

Beaucoup d'auteurs contestent l'extension donnée à l'enté-roptose par Glénard. Ils pensent que chaque organe peut être ptosé pour son propre compte, qu'il n'y a pas de diathèse ptosique ; et que la plupart des symptômes de l'entéroptose selon Glénard se rapportent à la **dyspepsie nero-motrice gastro-intestinale** (Mathieu) et à la **neurasthénie**. Ainsi quand le foie s'abaisse, ce qui est rare, cela ne provient pas de l'entéroptose, mais d'une cause comme le corset, un ceinturon, et cet abaissement du foie entraîne l'abaissement du rein.

Rein flottant (mobile, ectopie rénale). — Surtout chez la femme (25 à 40 ans). L'organe est faiblement retenu par son enveloppe adipeuse et son enveloppe fibreuse est ouverte en bas et en dedans. En dehors de la « ptose généralisée », on a donné beaucoup d'explications à la chute du rein : pression du foie, congestion du foie, suite de dilatation de l'estomac (Bouchard), péritonite localisée, suite d'entéro-colite muco-membraneuse ou d'angio-cholécystites calculeuses (Potain).

On peut palper le rein avec les deux mains (palpation bimanuelle de Guyon) ou avec une main (Glénard). Ce dernier procédé consiste à embrasser la région rénale avec le pouce mis en avant, les quatre doigts en arrière, à attendre l'organe (affut), à le saisir dans la pince ainsi formée (capture), à le laisser échapper pour se rendre compte du degré de déplacement (échappement). Il y a quatre degrés de déplacement : 1º pointe de néphroptose ; l'extrémité inférieure du rein est seule capturable ; 2º on capture le rein en entier, mais on ne peut déprimer les tissus au-dessus de lui ; 3º cette dépression est très possible ; le rein est donc parfaitement isolé ; 4º le rein flotte libre dans le péritoine, et ce déplacement est apprécié par les manœuvres les plus simples.

Le rein flottant est une affection se traduisant par des douleurs s'irradiant de tous côtés, quelquefois très vives avec syncope (étranglement rénal). Les malades sont souvent de vrais infirmes ; les règles par la congestion viscérale qu'elles provoquent, accentuent les douleurs. Guérison par la néphroraphie ou la néphrectomie.

Rate flottante. — Les maladies de la rate peuvent amener son déplacement (paludisme, leucémie). La grossesse est également une cause favorisante. Comme la rate est hypertrophiée, on peut la confondre avec des tumeurs des organes pelviens. Gêne plutôt que douleurs : parfois cependant étranglement splénique.

Complications : péritonite aiguë et péritonite chronique, compression de l'estomac, de l'intestin, de l'utérus.

TABLEAU XXVIII

Les gros Foies.

Il faut délimiter le bord supérieur et le bord inférieur par la percussion, la palpation, au besoin le phonendoscope.

Causes d'erreur : matières solides dans le côlon, tumeur intestinale (évacuer les matières, rechercher autour de la tumeur le son intestinal), pleurésie (dans le gros foie, matité à convexité supérieure, dans la pleurésie matité à concavité supérieure et effacement des espaces intercostaux).

Le foie en s'hypertrophiant garde sa forme (cirrhoses) ou est déformé (syphilis, cancer, kystes).

Il s'accompagne généralement d'une hypertrophie de la rate (rate hépatique).

Les processus morbides infectieux dans lesquels le foie s'hypertrophie sont moins graves en général que ceux dans lesquels le foie s'atrophie.

Pour le pronostic, il faut considérer l'état de la **cellule hépatique**, en recherchant l'insuffisance hépatique (urobilunurie, indicanurie, hypoazoturie, glycosurie digestive) dont le degré extrême est exprimé par le syndrome de l'ictère grave (hémorragies, troubles nerveux, asthenie).

Le foie joue un rôle important dans toutes les maladies infectieuses. Son hypertrophie doit constituer un mode de défense de l'organisme, et cette hypertrophie est en rapport spécial souvent avec certains accidents infectieux (délire de l'érysipèle, Roger ; hémorragies typhoïdiques, intestinales ou autres, Crespin).

La plupart du temps la lésion du foie est consécutive à une maladie générale ; mais parfois la lésion paraît tellement prépondérante dans le foie que l'on réserve le nom de maladies du foie à ces cas, bien qu'ils soient sous la dépendance d'une infection ou d'une intoxication générale plus ou moins bien déterminées.

L'hypertrophie du foie peut donc se rencontrer dans les :

Maladies générales à retentissement hépatique.
Infections :
Paludisme, congestion dans les accès, plus tard cirrhose qui peut être pigmentaire et accompagnée souvent d'atrophie du foie.

Syphilis. Type : foie ficelé.

Tuberculose. Un type fréquent est la cirrhose hypertrophique graisseuse.

Leucémie et lymphadénies.

(Ces deux maladies pouvant amener la dégénérescence amyloïde de l'organe.

Intoxications :
Phosphorisme aigu.

Bradytrophies :
Diabète. Goutte. Arthritisme avec ses déterminations lithiasiques (cirrhose calculeuse parfois), les lésions cardiaques, d'origine infectieuse ou arthritique.

Maladies du foie.

Maladies à ictères. Tous les ictères. Cirrhose hypertrophique biliaire de Hanot.

Cirrhoses hypertrophiques (excepté paludisme, syphilis, tuberculose), surtout celles dites alcooliques, dyspeptiques, dues à des infections ou à des intoxications multiples probablement.

Abcès du foie (amicrobiens ou microbes dosés) : tuméfaction limitée.

Kystes hydatiques : tuméfaction aussi limitée, à moins de kystes alvéolaires (rares).

Cancer du foie : primitif ou secondaire, évolution rapide ; nodules marronés avec cupule centrale.

Les cirrhoses sont ou l'effet d'un processus général (artério-sclérose, sclérose multiple disséminée), ou l'aboutissant de diverses congestions locales, mais pouvant relever elles aussi d'une cause générale. (Ainsi, dans les maladies du cœur, il y a congestion d'abord, cirrhose ensuite ; dans les maladies du rein, on décrit le foie brightique ; ces faits attestent la solidarité des organes entre eux).

TABLEAU XXIX

Ictères.

Influence de l'hérédité (cholémie familiale, famille biliaire de Gilbert).

Ictère ortho-pigmentaire.

Urines : réaction de Gmelin (anneau vert), extinction de la partie droite du spectre.

Sérum : réaction de Gmelin (anneau vert), extinction de la partie droite du spectre.

Selles décolorées ou colorées.

Ictère métapigmentaire.

Urines : pas de réaction de Gmelin, mais couleur rouge acajou. Au spectroscope, raies de l'urobiline.

Sérum : urobiline ou même pigments, normaux (Gilbert).

Selles peu ou pas décolorées.

Ictère par rétention. — Généralement ortho-pigmentaire, selles décolorées. Exemple : ictère de la lithiase, du cancer de la tête du pancréas.

Ictère pléiochromique. — Généralement ortho-pigmentaire, selles très colorées. Exemple : maladie de Hanot (cirrhose hypertrophique biliaire).

Ictère acholurique. — Généralement métapigmentaire, pigments dans le sérum, absents dans l'urine (Hayem).

Contrà : Gilbert dit que dans le sérum, il n'y a presque jamais d'urobiline qui se formerait par réduction et hydratation dans le rein.

Clinique.

I. Ictère par rétention. — Il peut toujours s'y adjoindre un élément infectieux.

Toutes les obstructions des canaux biliaires (extra et intra-hépatiques) : cancer du foie et des organes voisins, pancréas, vers, hydatides, gommes, calculs, ganglions. Dans l'ictère catarrhal il n'y a pas ictère par rétention due au bouchon muqueux, mais ictère dû au processus infectieux lui-même.

II. Ictères infectieux :

a) *Aigus.* — *Secondaires* à une infection déterminée : pneumonie, fièvre typhoïde, fièvres éruptives, syphilis (dans les deux dernières périodes, mais vraiment infectieux à la période secondaire).

Primitifs : ictère catarrhal pouvant se prolonger, et tous les autres ictères infectieux sans cause déterminée.

b) *Chroniques.*—Cirrhose hypertrophique biliaire (Hanot). abcès du foie, ictère infectieux chronique, grosse rate Hayem), paludisme, syphilis, tuberculose.

L'ictère émotif (ictère spasmodique) a une pathogénie inconnue : il éclate souvent chez des prédisposés.

Ictères graves. — Tout ictère peut devenir un ictère grave (syndrome : atrophie du foie, troubles nerveux, hémorrhagies), car l'ictère grave est synonyme de défaillance de la cellule hépatique, et il peut y avoir ictère grave sans ictère.

L'ictère grave est moins grave si le foie est gros.

Fièvre dans l'ictère. —Il est hyperthermique ou hypothermique. L'hypotermie s'explique par l'action de certains microbes à toxines hypothermisantes (coli-bacille) ou bien par l'insuffisance hépatique elle-même, puisque le foie est un centre de thermogénèse (Roger).

TABLEAU XXX

Etiologie et classification des Cirrhoses.

Cirrhose. — Sclérose généralisée à tout l'organe.

Agents cirrhogènes. — Alcool, très discuté, produit expérimentalement surtout la stéatose, non la cirrhose. En cas de cirrhose, il y avait des érosions gastriques.

Plomb (lésions analogues à celles de la cirrhose de Laennec).

Phosphore (intoxication lente, mêmes lésions).

Acides organiques, résidus de la digestion ; acides acétique, oxalique, poivre, cultures du bactérium-coli et cultures filtrées.

Les voies d'introduction expérimentales sont : voie digestive, voie portale, voie biliaire, voie péritonéale, voie sous-cutanée.

Cirrhose de Laennec. — Etiologie très discutée maintenant.

Question de l'alcool. — Ni l'alcool, ni les essences ne produisent la cirrhose. Il n'y a que le vin qui, par le bisulfate de potasse, soit sclérogène (Lancereaux). Arguments tirés de la fréquence de la cirrhose dans des pays à vignobles et sa rareté dans les pays où le vin est inconnu. Contestation.

Mécanisme de l'action de l'alcool.

Action directe de l'alcool sur la trame interstitielle.

Action sur le tractus digestif, et cirrhose d'origine gastro-intestinale.

Action sur la cellule hépatique et réaction du tissu ambiant.

Influence du terrain arthritique (Hanot). — Plus vulnérable par hérédité ou acquisition.

Classification des cirrhoses.

Intoxications :

Exogène. — Alcool : cirrhoses atrophique et hypertrophique ;
Plomb : cirrhose saturnine ;
Phosphore : cirrhose phosphorée.

Autochtone. — Cirrhose des dyspeptiques (type Hanot-Boix), foie très gros et très dur, longue évolution ;
Cirrhose des goutteux ;
Cirrhose des diabétiques (cirrhose hypertrophique et cirrhose pigmentaire avec diabète).

Infections :

Voie biliaire : cirrhose hypertrophique biliaire (type Hanot) et cirrhose calculeuse par obstruction.

Voie vasculaire : Cirrhose paludéenne (plusieurs types dont le plus fréquent est un type atrophique ; parfois cirrhose hypertrophique pigmentaire) ;
Cirrhose tuberculeuse (hypertrophique graisseuse) ;
Cirrhose syphilitique (foie ficelé ;
Cirrhoses des infections aiguës (scarlatine, variole, rougeole, etc.)

Toxi-infections :

Les deux éléments (intoxication, infection), se combinent la plupart du temps. Dans la cirrhose calculeuse et la cirrhose cardiaque, la stase biliaire ou veineuse prépare le terrain à l'infection et à l'intoxication (auto-intoxication). La cirrhose peut provenir aussi par voie lymphatique de la capsule (périhépatite).

TABLEAU XXXI

Abcès du foie.

Plusieurs origines, suivant la voie de l'infection.

Voie lymphatique. — Péritoine (périhépatite), rare.

Voie artérielle. — Artère hépatique (abcès de la pyoémie généralisée).

Voie veineuse :

a) Veine sus-hépatique : (voie rétrograde, infection puerpérale ; mais il faut qu'il y ait affaiblissement considérable du cœur) ;

b) Veine porte : thrombose ou phébite, mais souvent la veine porte est indemne et transporte l'infection de l'estomac, de l'intestin, de l'appendice ;

c) Veine ombilicale : Dans l'enfance, suppuration du cordon.

Voie des canaux biliaires. — Abcès biliaires.

Voies multiples. — Lésions de propagation par voisinage (complication des kystes, des cancers).

I. **Grands abcès du foie.** — Ils s'observent surtout dans le pays chauds, mais aussi dans les pays tempérés. Ils sont dus à une infection par voie portale provenant du grand intestin (ulcérations dysentériques). On a trouvé beaucoup d'espèces microbiennes dans le foie, et aussi l'amœba-coli. Quelquefois le pus est amicrobien (au moment de l'examen les germes sont morts et résorbés). Siège : six fois plus souvent dans le lobe droit que dans le lobe gauche (la veine porte se continue directement avec sa branche droite, et fait un angle aigu avec sa branche gauche (Le Dantec)) et le plus communément sur la face convexe.

Prédispositions : excès alimentaires, alcoolisme particulièrement, hivernage des tropiques (saison chaude et humide.

Symptômes : douleur tout à fait variable avec fièvre à grands accès rémittents, précédant la suppuration, qu'on ne découvrira souvent qu'avec une ponction exploratrice. Tuméfaction du foie ; pas d'ictère ou léger subictère. Urée diminuée.

Marche aiguë, subaiguë ou chronique. Il peut y avoir guérison spontanée (cicatrice déprimée). L'abcès peut s'ouvrir dans le péritoine, dans les plèvres, dans les poumons, dans l'estomac et le duodénum, dans le côlon ; c'est surtout dans les poumons (vomique), dans le péritoine et dans les plèvres que cette ouverture est observée. L'ouverture à la peau s'observe aussi.

Diagnostic avec **pleurésie purulente** (côtes en bas et en dedans et non pas en avant, écartées entre elles, comme dans l'abcès : autres signes de percussion et d'auscultation. Ponction et oscillations du trocart sous l'influence du diaphragme) :

Avec **kyste hydatique suppuré** (commémoratifs : tumeur longtemps indolore, sans fièvre).

Avec **pyo-thorax sous-diaphragmatique** (abcès sous-phrénique).

Avec **cancer primitif** (foie très dur, pas de fièvre).

Avec **fièvre intermittente hépatique** (bilio-septique) signes de la maladie causale ; de plus, dans l'intervalle des accès fébriles, pas d'hyperleucocytose, alors que dans les abcès du foie même en dehors des accès, l'hyperleucocytose existe (Pick).

II. **Abcès métatastiques** (pyoémiques). — Signes de l'affection causale.

III. **Abcès biliaires.** — Souvent liés à la lithiase ; rien de spécial cliniquement ; signes d'angiocholite.

TABLEAU XXXII

Les grosses rates.

Dans toutes les maladies infectieuses, sauf la fièvre jaune, le choléra, la dysenterie, la rate augmente de volume.

En dehors des maladies infectieuses bien caractérisées, il faut, en présence d'une grosse rate, penser : 1° au sang ; 2° aux ganglions ; 3° au foie (cirrhoses de toutes natures. Elément de diagnostic avec le cancer du foie, où la rate reste généralement normale).

Les leucémies s'accompagnent d'une grosse rate ; mais l'hypertrophie est excessivement plus marquée dans la leucémie myélogène que dans la leucémie lymphatique ; l'hyperleucocytose est différente dans les deux cas. Dans la leucémie lymphatique, ce sont les lymphocytes normaux qui sont plus nombreux ; dans la leucémie myélogène, ce sont les myélocytes dont le nombre est augmenté.

Les lymphadénies, qui ont beaucoup de points de contact avec les leucémies, dont elles diffèrent par l'inconstance des altérations du sang, alors qu'à l'inverse de celles-ci, elles présentent constamment des symptômes généralisés ou localisés, peuvent s'accompagner d'une grosse rate. C'est surtout en cas de lymphadénie localisée à la rate.

Au nombre des lymphadénies spléniques, on doit compter :

a) **L'épithélioma primitif de la rate ;**

b) **La maladie de Banti**, dans laquelle l'hypersplénomégalie est suivie de cirrhose ;

c) **La lymphadénie splénique des nourrissons** (type von Jachsh);

d) **La splénomégalie primitive** (Debove) : pas de leucémie, pas d'adénopathie. Se rapproche beaucoup du type décrit par Strümpell.

————

Maladies infectieuses chroniques avec splénomégalies :

Tuberculose. — Parfois localisée primitivement à la rate avec hypo ou hyperglobulie ;

Paludisme. — Dans le paludisme chronique ; la rate grossit légèrement dans les accès aigus ;

Syphilis. — Hérédo-syphilis dans l'enfance.
Ces trois maladies entraînent assez souvent la **dégénérescence amyloïde** de la rate, comme d'ailleurs les suppurations prolongées. Le foie et la rate sont d'habitude pris en même temps que la rate (maladie Amyloïde).
Le chapitre des splénomégalies est sujet à révision. Ainsi, la maladie de Banti est très discutée. Certains pensent que la lésion du foie est primitive ; alors il n'y a rien d'extraordinaire à ce que la rate soit hypertrophiée comme dans les cirrhoses ordinaires. C'est la **rate hépatique** (Gilbert). Beaucoup d'angiocholites anictériques s'accompagnent de splénomégalie (Gilbert).
Dans la cirrhose hypertrophique biliaire de Hanot, il y a une forme dans laquelle l'hypertrophie est plus marquée à la rate qu'au foie (type splénomégalique).
Il peut aussi y avoir splénomégalie dans le cas de lésions cardiaques, à la période d'asystolie : mais c'est surtout en cas d'asystolie hépatique, que les dimensions de la rate sont accrues.

————

TABLEAU XXXIII

Ascites.

L'ascite est l'épanchement de sérosité dans le péritoine ; elle relève de plusieurs causes qui agissent rarement isolées, mais se combinent entre elles (origine mécanique, inflammation du péritoine, auto-intoxications générales, dyscrasies).

Cirrhose de Laennec.	*Péritonite chronique (tuberculeuse).*
Liquide peu fibrineux, clair, citrin (peu d'albumine).	Liquide albumineux, contenant parfois le bacille de Koch (crioscopie) et de la tuberculine.
Début progressif, rarement brusque.	Début progressif.
Circulation complémentaire sus-ombilicale.	Circulation compl. sous-ombilicale.
Liquide mobile. Matité régulière, formant une courbe à concavité supérieure.	Liquide peu mobile. Matité irrégulière.
Foie petit.	Zones mates, et zones sonores alternantes.
Rate augmentée de volume.	Autour du foie, gâteaux péritonéaux.
	Autour de la rate, gâteaux péritonéaux.
	Tuberculose en d'autres organes.
Age mur.	Age peu avancé du sujet.
Etat général se maintenant bon souvent pendant quelques mois, malgré les troubles digestifs.	Etat général se maintebon souvent pendant quelques mois.

Tumeurs abdominales.

Liquide albumineux, jaunâtre, contenant beaucoup de leucocytes et des cellules à noyau granulées.

Début progressif ou brusque.

Réseau veineux inconstant.

Sensation de ballottement.

Rate normale.

Ganglions durs.

Age avancé du sujet.

Signes peu nets.

Cachexie jaune paille.

Cardiopathies.

Liquide limpide, peu dense, peu coloré, peu riche en albumine et en fibrine.

Début progressif.

Réseau veineux inconstant.

Liquide mobile. Infiltration œdémateuse des jambes. Stases dans tous les organes.

Foie gros et douloureux.

Rate grosse et douloureuse.

Cyanose. Dyspnée très forte.

Le liquide de l'ascite peut être hémorragique (cancer ou tuberculose), chyliforme (filariose), purulent (infections diverses). Certaines ascites n'ayant pas de cause nettes, sont dites idiopathiques ou essentielles. Telle l'ascite idiopathique des jeunes filles (curable, mais probablement de nature tuberculeuse).

TABLEAU XXXIV

Néphrites infectieuses.

Elles sont dues aux microbes ou à leurs toxines.

Très fréquentes, mais parfois difficiles à déceler, en raison de leur caractère léger et fugace. L'albuminurie fébrile des maladies infectieuses (début) serait pour certains l'indice d'une néphrite peu intense.

Les néphrites, en apparence guéries, des maladies infectieuses, expliquent la dépuration urinaire insuffisante des suites de ces maladies, expliquent aussi les troubles nerveux post-infectieux (par auto-intoxication).

Angines. — Il est rare qu'une néphrite dite à frigore n'ait pas été précédée d'une angine, véritable foyer infectieux, d'où les microbes ou leurs toxines ont été irriter le rein.

Scarlatine. — Elle se montre soit dans le décours de la maladie (desquamation) soit plus tard (trois semaines après l'invasion). Sa fréquence est très variable suivant les épidémies. Elle éclate souvent brutalement, sous l'influence d'un léger refroidissement ou sans cause appréciable et elle se manifeste par de l'anasarque. Dans les formes graves, elle peut entraîner la mort en quelques jours, par suite du développement ultra-rapide d'accidents urémiques. Dans les formes moins sévères, on a l'attention éveillée par un peu de bouffissure de la face, et en examinant les urines, on trouve de l'albumine en quantité variable (2, 3, 7, 10 grammes), de l'oligurie avec abaissement de la densité urinaire. Cette néphrite est souvent très rebelle, résistant des années, comme d'autres fois elle disparaît en quelques jours.

Variole. — Si l'albuminurie est très fréquente au début, elle est passagère et la néphrite est rare.

Rougeole. — Varicelle. La néphrite est rarement observée.

Fièvre typhoïde. — De même que dans la variole, si l'albuminurie est presque constante dans la fièvre typhoïde, au début surtout, la néphrite est rare. Parfois cependant dès le début, il y a prédominance de symptômes rénaux (forme rénale de Robin avec phénomènes urémiques rapides). Exceptionnellement, il y a développement de néphrite chronique post typhoïdique.

Grippe. — La néphrite a été signalée dans les formes sévères.

Typhus exanthématique. — Il y a des circonstances où dans le décours de la maladie, on voit apparaître une néphrite (hématuries souvent).

Diphtérie. — Dans la néphrite diphtéritique, rarement accompagnée d'œdèmes, il n'y a qu'un seul rein de touché. Urémie exceptionnelle.

Pneumococcie. — Le rein est rarement touché dans la pneumonie. Les urines critiques contiennent parfois un peu d'albumine.

Fièvre jaune. — Le rein est constamment altéré, mais la symptomatologie rénale est noyée au milieu des autres symptômes.

Rhumatisme articulaire aigu. — La néphrite paraît se développer par embolies infectieuses, provenant de l'endocardite rhumatismale.

Erysipèle. — Les streptocoques ont été retrouvés dans le rein, en cas de néphrite érysipélateuse : traumatisme microbien (Bouchard). Hémorrhagique parfois ; généralement bénigne.

La **syphilis**, la **tuberculose**, et à un moindre degré la **malaria** peuvent donner lieu à des lésions spéciales qui ne semblent pas constituer de véritables néphrites infectieuses. D'autres fois, on rencontre ces maladies dans les antécédents des brightiques et on ne sait pas si la néphrite relève de l'artério-sclérose par exemple, ou de la maladie antécédente, ou encore si l'artério sclérose ne provient pas elle-même de la syphilis, de la tuberculose ou de la malaria.

TABLEAU XXXV

Hématuries.

L'hématurie est l'excrétion simultanée du sang et de l'urine. On la distingue des hémoglobinuries, dans lesquelles l'urine est teintée par la matière colorante du sang avec globules rouges absents ou rares.

Le sang peut venir du rein, de la vessie, de la prostate, de l'urèthre.

En faisant uriner le malade dans trois verres, on peut voir a) que le sang colore le premier jet (urèthre ou prostate ; dans les lésions de la prostate, l'urine colorée dès les premières gouttes peut à la fin de la miction se colorer à nouveau sous l'influence des contractions vésicales) ; b) que les dernières gouttes seulement sont colorées (col de la vessie, urèthre postérieur) ; c) que la miction toute entière est sanglante (rein, uretère ou vessie). On voit aussi qu'au cas de sang provenant de la vessie, le mélange de l'urine au sang est moins intime que dans les hématuries d'origine rénale. De longs caillots sont de provenance rénale : ils se sont moulés sur l'uretère. Des cylindres hématiques attestent l'origine rénale.

Pour reconnaître sûrement la source du sang, il faut s'appuyer également sur les symptômes concernant la fréquence de l'hématurie, les douleurs, l'état général. Il y a des hématuries qui surviennent sans cause provocatrice (excès, marche), et se répètent pendant longtemps sans arrêt, en s'accompagnent de douleurs pendant la miction ; il s'agit vraisemblablement d'hématuries vésicales provenant d'une tumeur.

Les hématuries rénales apparaissent généralement sans douleur, et il y a des période où les hématuries font absolument défaut.

Hématuries rénales. — Dans les néphrites aiguës, surtout celles des maladies infectieuses. Dans les néphrites chroniques, à la suite d'une infection intercurrente.

Les hématuries calculeuses viennent à l'occasion des coliques néphrétiques, où elles sont nettement provoquées par la marche, les cahots dans les voitures mal suspendues. Elles sont peu abondantes et disparaissent vite. L'hématurie est souvent le premier symptôme du *du cancer du rein* ; elle éclate comme une crise de colique néphrétique avec les mêmes douleurs et les mêmes irradiations. Elle se termine par l'expulsion de longs caillots urétérins, et elle ne revient que par crises. *Dans la tuberculose rénale*, il y a aussi une hématurie initiale, comparable à l'hémoptysie congestive du début de la tuberculose pulmonaire. Plus tard, du pus et des productions caséeuses se mélangent à l'urine. Le diagnostic, difficile, se tire surtout de l'examen des autres organes envahis par la tuberculose. Quant aux *hématuries traumatiques*, elles ont une allure variable, mais se reconnaissent par les commémoratifs.

Hématuries vésicales.—*Les calculs vésicaux* donnent lieu à des hématuries qui se calment remarquablement par le repos et se renouvellent par la fatigue. Les *hémrturies des cancéreuses* sont très longues, surviennent sans cause : le sang est souvent mélangé à du pus. Il y a fréquemment des douleurs vives. Ces hématuries sont d'abord isolées, indolores ; puis elles deviennent à peu près continues (cellules cancéreuses au microscope dans l'urine).

La tuberculose vésicale se caractérise par des hématuries survenant souvent en pleine santé, analogues aux hémoptysies ; puis il y a des douleurs, des envies fréquentes d'uriner et de la pyurie.

Hématuries prostatiques. — Chez les vieillards, l'hypertrophie prostatique est une cause fréquente d'hématuries peu abondantes. mais répétées.

Dans la carcinose prostato-pelvienne, les hématuries sont au contraire très copieuses et s'accompagnent de douleurs très vives.

Hématuries uréthrales. — Dans les blennorhagies, en cas de rupture du canal (chaudepisse cordée), dans les rétrécissements.

Hématuries générales. — *Dans les fièvres* (rougeole, variole, fièvre typhoïde, etc.), indice d'une tendance hémorragipare généralisée, imputable d'une manière générale aux lésions hépatiques. Egalement dans la *leucémie*, l'*hémophilie*, Il y a aussi des hématuries rénales venant d'un seul rein et dont la cause reste ignorée (influence nerveuse, Lancereaux).

Hématuries essentielles. — Attribuables à la *filaire de Médine* (fil. sanguinis hominis), ou au *Distoma Bilharzii*. Il s'agit souvent d'hémato-chyluries, et l'on retrouve les parasites dans l'urine (embryons de filaires). La Bilharziose ne donne que de l'hématurie, pas d'hémato-chylurie.

TABLEAU XXXVI

Hémoglobinuries.

Excrétion avec l'urine de la matière colorante du sang (hémoglobine) sans hématies.

L'hémoglobinurie peut se montrer comme épiphénomène au cours de certaines maladies infectieuses (scarlatine, diphtérie, ictère grave, fièvre jaune) : elle est l'indice d'une gravité particulière de l'infection.

Elle se rencontre aussi après l'absorption de certains poisons (hydrogène arsénié, chlorate de potasse, naphtol, phosphore, etc), de certains champignons. Parfois, mais rarement, elle se montre comme complication des néphrites.

Deux formes cliniques sont surtout à retenir :

I. Hémoglobinurie paroxystique essentielle. — Sous l'influence du froid, accès avec frissons, fièvre légère ou élevée, vertiges, cyanose, émission d'urines rosées d'abord, foncées et même noires plus tard, contenant de l'hémoglobine sans globules rouges. Dans les cas intenses, l'ictère apparaît en même temps que la fièvre. Quelquefois même, il y a de l'anurie entraînant la mort (rare). Il semble qu'il faille incriminer surtout la syphilis, acquise ou héréditaire, le paludisme, le rhumatisme. Les accès durent vingt-quatre heures, parfois trois jours.

II. Fièvre bilieuse hémoglobinurique. — C'est un accès rémittent bilieux ordinaire (diarrhée bilieuse, vomissements bilieux, ictère) avec en plus de l'hémoglobinurie. Il éclate chez les vieux paludéens ; d'après Koch, la quinine provoquerait ces accès. On n'a pas trouvé d'agent pathogène spécial, et l'hématozoaire n'existe pas dans le sang. Pour Le Dantec, c'est une affection parapaludéenne, distincte de la *fièvre rémittente bilieuse*; celle-ci en effet apparaît dans la saison des fièvres, l'hivernage, tandis que la fièvre bilieuse hémoglobinurique se montre dans la saison fraîche et l'ictère est contemporain de la fièvre et de l'hémoglobinurie, tandis que dans la rémittente bilieuse, l'ictère est tardif, dans le décours de l'accès. Il s'agit toujours d'une manifestation morbide des plus graves.

On tend à attribuer la même pathogénie à ces deux formes cliniques. Mais l'on ne sait pas si l'hémoglobinhémie précède l'hémoglobinurie, en d'autres termes si la destruction globulaire s'effectue dans le sang ou dans le rein. Beaucoup admettent que sous l'influence d'une dyscrasie produite par la syphilis, le paludisme, etc., il y a séparation de l'hémoglobine du globule rouge, et que cette hémoglobine s'élimine comme toutes les matières colorantes par le rein, puisqu'on la retrouve dans les cellules troubles des tubes contournés et dans la branche ascendante de Henle. L'expérience célèbre d'Ehrlich (ligature d'un doigt en dehors de l'accès chez un hémoglobinurique, immersion de ce doigt dans l'eau froide et apparition d'hémoglobinhémie locale avec aspect laqué du sérum, le prouverait aussi. Hayem critique cette expérience qu'il n'a pu reproduire : il croit que l'hémoglobinhémie n'existe qu'en apparence à la suite de la dissolution de l'hémoglobine qui se fait dans le rein. D'autres admettent les deux facteurs, et pensent qu'avec l'hémoglobinhémie, il y a sous l'influence du froid une congestion rénale intense, facilitant la dissolution, et que l'altération du sang est évidente, puisque Hayem a montré qu'au bout de quelque temps le caillot du sang des hémoglobinuriques se redissolvait.

TABLEAU XXXVII

Eruptions infectieuses et érythèmes.

Cas dans lequel l'éruption n'est pas assez nette pour emporter le diagnostic.

La variole débute brusquement avec fièvre intense et rachialgie. L'éruption bucco-pharyngée est souvent plus précoce que l'éruption cutanée.

La scalatine débute souvent aussi brusquement, avec fièvre intense, vomissements énormes et angine blanche.

La rougeole débute progressivement avec une fièvre plus modérée, et est constamment précédée d'un catarrhe oculo-naso-pharyngien et d'une bronchite plus ou moins vive. L'énanthème papuleux de la gorge, qui précède l'éruption, est caractéristique (angine érythémato-pultacée, Comby).

Le typhus exanthématique a tout de suite une allure des plus graves. Etat typhique. Fièvre élevée, pouls très fréquent et faible. Notion épidémiologique. Evolution de la maladie, éruption morbiliforme remplacée par des pétéchies. Le catarrhe oculaire existe bien, mais les yeux sont injectés, ils coulent peu.

L'érythème polymorphe des jeunes arthritiques s'accompagne de fièvre assez élevée pendant les premiers jours, et l'éruption consiste en éléments variés (macules, papules, vésicules, avec ou sans nouures).

Il y a constamment des douleurs articulaires, et l'évolution se prolonge pendant quarante-cinq jours à trois semaines, quelquefois bien plus longtemps en cas de rechutes· Les éléments ne sont pas assez confluents pour simuler une fièvre éruptive.

Les érythèmes survenant dans le décours des infections (diphtérie, fièvre typhoïde, angines diverses, infections indéterminées) se reconnaissent par la considération de l'infection antérieure. Ils sont généralement scarlitiniformes, sont souvent apyrétiques.

Les érythèmes médicamenteux (antipyrine, iode, mercure, copahu) sont également apyrétiques et ne présentent aucun des signes des autres éruptions infectieuses.

N.-B. — Les lésions érythémateuses, à l'inverse des lésions purpuriques, ne sont pas hémorragiques, mais simplement congestives.

TABLEAU XXXVIII

Eruptions purpuriques.

Taches de purpura : taches rouges ne disparaissant pas par la pression.

Les taches purpuriques sont constituées par des points de congestion, analogues aux érythèmes, sans ruptures vasculaires ou par des hémorragies (extravasation de sang), ressemblent à des taches ecchymotiques, résultat de contusions.

Elles sont généralement en rapport avec l'adultération hépatique.

I. Symptôme d'une maladie générale **infectieuse** (fièvres éruptives, malaria, fièvre typhoïde, scorbut, typhus, tuberculose), ou **dyscrasique** (brightisme, cirrhoses, rhumatisme, cancer, leucocythémie, hémophilie).

Influence probable du système nerveux (symétrie des taches, peut-être même métamérisme.)

II. Le purpura peut être considéré aussi comme une infection primitive avec ou sans fièvre.

Parfois, maladie peu grave, s'il n'y a pas d'hémorragies muqueuses concomitantes (nez, gencives, bronches, intestin, rein). D'autres fois, maladie très grave, surtout dans l'enfance, où l'on décrit le **purpura foudroyant** (purpura fulminant), mortel en quelques jours. Chez les adultes, cette forme plus rare constitue le **typhus angéio-hématique** de Landouzy.

Chez les rhumatisants (**purpura rhumatoïde**), souvent peu grave, s'accompagnant rarement d'hémorragies, mais de douleurs articulaires, de vomissemeuts avec entéralgies et diarrhée.

III. La **maladie de Werlhof**, maladie de l'enfance (première et seconde enfance jusqu'à 16 ans), s'accompagne de pétéchies, de stomatorragie, évolue en une dizaine de jours et guérit facilement.

TABLEAU XXXIX

Diabétides. Scrofulides. Tuberculides. Syphilides.

Les diabétides, scrofulides et tuberculides sont les manifestations cutanées du diabète et de la tuberculose.

Les syphilides comprennent les manifestations cutanées et aussi les manifestations muqueuses (plaques muqueuses par exemple).

Les manifestations cutanées de ces trois maladies peuvent se ressembler beaucoup (la scrofule a été démembrée au profit de la syphilis et surtout de la tuberculose).

L'examen de l'urine éliminera le diabète ; d'ailleurs, à l'inverse de la tuberculose et de la syphilis, le diabète a des lésions cutanées prurigineuses (prurit génital et eczéma également à prédilection génitale). Les plaques d'eczéma peuvent s'indurer, la peau peut présenter un épaississement lichénoïde.

Formes de la tuberculose cutanée :

1° **Lupus vulgaire** ;

2° **Lupus érythémateux** ;

3° **Tuberculose ulcéreuse** (points jaune sautour des ulcérations comme sur la langue) ;

4° **Tuberculose verruqueuse** on papillomateuse (tuberculides de Darier) ;

5° **Tuberculose gommeuse** ;

6° **Lichen tuberculosorum** de l'enfance ; se distingue

des syphilides miliaires par l'âge, sa moindre étendue, son évolution moins rapide.

Il faut y ajouter ce qu'on appellera plus particulièrement scrofulides, les éruptions impétigineuses, croûtes de lait de la première enfance, indice du tempérament dit lymphatique, terrain favorable à l'éclosion de la tuberculose, s'il n'est pas déjà un terrain tuberculeux.

Diagnostic entre :

Gomme tuberculeuse.	*Gomme syphilitique.*
Marche plus lente, fluctuation précoce.	Marche plus rapide, mais fluctuation plus tardive; devient douloureuse en s'ouvrant, bourbillon.
Indolore, pas de bourbillon.	Ulcération consécutive suppurant davantage et plus envahissante. Bords peu décollés. Effet du traitement spécifique.
Ulcération peu suppurante, peu envahissante. Bords décollés, pas de traitement spécifique.	
Cicatrices saillantes, irrégulières, violacées.	Cicatrices blanches, déprimées, entourées d'une zone pigmentée.

Les syphilides cutanées, surtout de la période secondaire, sont polymorphes, ont une coloration cuivrée (maigre de jambon), affectent des formes géométriques (circulaires ou semi-circulaires), sont indolores et non prurigineuses.

TABLEAU XL

Rhumatisme articulaire chronique (d'après Teissier).

Polyarthrite déformante.	**Rhumatismes chroniques d'infection ou pseudo-rhumatismes d'infection.**	**Rhumatismes toxiques ou diathésiques (rhumatisme goutteux, rhumatisme de la dilatation de l'estomac, rhumatisme biliaire.**
Goutte des pauvres, rhumatisme nerveux, trophonévrose infectieuse.	Age peu avancé. Infection initiale.	Différents des arthropathies rhumatismales par leur origine et le caractère des arthropathies.
Age avancé. Froid humide.	Lésions intéressant d'abord et surtout la synoviale et les tissus péri-articulaires, les cartilages restant indemnes. Tendance aux productions plastiques, ankylose rapide.	Constitution uratique des cartilages articulaires (nodosités d'Heberden).
3 phases : des phénomènes sensitifs, des déformations articulaires, de cachexie.		Pas de tendance à la généralisation.
Lésion intéressant surtout le cartilage et les os (état velvétique, ostéophyte) décelable par radioscopie.	Pas de lésions de l'axe nerveux.	Manifestations viscérales fréquentes (lésions vasculaires, artérielles et veineuses. Hogdson, sclérose rénale, aortites.
Lésions de méningite spinale et des racines (exagération des réflexes, disposition parkinsonnienne, hémiplégique, etc.)	Complications viscérales cardiaques fréquentes.	Poussées de rhumatisme chronique à forme nodulaire, comportant plusieurs variétés :
Maladie infectieuse pour beaucoup (para-tuberculeuse peut-être).	Toutes les infections peuvent les produire, mais surtout :	*a*) Rhumatisme du tissu cellulaire sous-cutané : type pseudo-œdémateux ;
Absence de complications viscérales cardiaques.	1º Rhumatisme articulaire aigü, forme bénigne, forme grave ;	
	2º Gonococcie, forme polyarticulaire rare, formes mono ou oligo-articulaires connues (genou, articulations sterno-claviculaire,	

Formes cliniques.
Forme généralisée.
Formes partielles :

1° Rhumatisme monoarticulaire déformant (morbus coxæ senilis).

2° Mal vertébral avec ses différentes variétés : mal cervical de Leyden, rhumatisme vertébral généralisé à type de spondylose rhizomélique de P. Marie.

Distinction avec la spondylose rhyzomélique :

Dans le rhumatisme, il y a soudure en masse, ostéophytes, diminution de la lumière des trous de conjugaison ; pas de cyphose, âge avancé ;

Dans la spondylose rhizomélique, signes inverses. La spondylose ryzomélique rentre probablement dans les pseudo-rhumatismes d'infection.

temporo-maxillaire ; spondylite), tendance marquée à l'ankylose ;

3° Tuberculose, non plus comme cause prédisposante, mais comme cause directe. Le bacille ou ses toxines (synovites localisées, rétraction isolée de l'aponévrose palmaire, rhumatisme ankylosant de la hanche, spondylite, polyarthrite déformante), tendance marquée à l'ankylose.

Question de la syphilis (Fournier).

b) Rhumatisme périostique avec des exacerbations très douloureuses dues à la production de tophus miliaires.

c) Rhumatisme fibreux, localisé à l'aponévrose palmaire, aux tissus fibreux du diaphragme ou de la plèvre.

Etiologie. — Affinité de l'acide urique pour les tissus blancs, les ligaments, fibreux ou aponévrotiques.

Uricémie héréditaire ou acquise.

Le rhumatisme chronique n'est pas une maladie spéciale, ni spécifique. Il comprend plusieurs syndromes morbides, ayant pour trait d'union : l'arthrite. A la base de tous les rhumatismes chroniques, **infection** agissant soit par voie tropho-névrotique, soit par action directe sur les articulations. Les manifestations arthritiques d'ordre toxique ou diathésique doivent être distraites du cadre du rhumatisme chronique pour constituer avec la goutte des modalités variées de la dyscrasie urique, de l'uricémie.

TABLEAU XLI

Rachitisme et Syphilis héréditaire.

Rachitisme.	Syphilis héréditaire.	
Maladie commençant vers l'âge de six mois, due à l'alimentation défectueuse, à la misère.	Manifestations apparaissant quelques semaines après la naissance (syphilis héréditaire précoce), ou après quelques années de latence (syphilis héréditaire tardive), due à l'infection des parents ou d'un seul avant la conception.	
Troubles digestifs initiaux (gastro-entérite), gros ventre.	*Syphilis héréditaire précoce.*	*Syphilis héréditaire tardive.*
Diarrhée modérée. Foie et rate gros.	Eruption pemphigoïde dès la naissance.	Vers l'âge de 12 ans surtout.
Convulsions fréquentes, spasme glottique.	Eruptions polymorphes.	Front olympien et crâne natiforme comme dans le rachitisme ; mais le nez en lorgnette est plus spécial.
Os. — Développement exagéré des bosses crâniennes (front olympien).	Tuméfaction de la rate.	Eruptions et cicatrices géométriques, polycycliques
Fontanelle lente à se fermer (trois ans au lieu de vingt mois).	Coryza. Erosions labiales et anales.	Triade d'Hutchinson :
Crânio-tabes (ramolissement de certaines parties du crâne).	Troubles digestifs fréquents (athrepsie syphilitique).	*Œil* : kératite interstitielle, iritis, strabisme ;
Développement exagéré des bosses pariétales avec suture sagitalle médiane (crâne natiforme).	*Os.* — Exostoses, périostoses, gommes.	*Oreille* : perforation du tympan, surdité rapide, pavillon déformé ;
Maxillaire inférieur repoussé en avant d'où déviation des dents.	Tuméfaction *douloureuse* des épiphyses (pseudo-paralysie de Parrot) ; la tuméfaction est moins arrondie que dans les nooures rachitiques.	*Dents* : mal plantées, chevauchant ;
Voûte palatine en forme d'ogive.	Kératite interstitielle (souvent plus tardive).	Atrophie de la première molaire ;
Dentition retardée. Dents ponctuées, crénelées.	Otite.	Permanence des dents de lait ;
Chapelet rachititique des arti-	Hydrocéphalie.	Atrophie des dents ;
	Malformations congénitales	Lésions en cupules, en sillons ;

culations chondro-sternales (sternum en carène ou en gouttière).

Déformation du rachis (cyphose à courbe arrondie), du bassin (accouchement).

Noouures ou tuméfaction des épiphyses des os des membres.

Exagération des courbures de l'humérus, des os de l'avant-bras, du fémur (convexité antéro-externe).

Toutes ces lésions ne sont pas douloureuses.

Evolution. — Guérison possible par le régime au bout de dix ou douze mois ou plus, mais souvent persistance des déformations.

Mort fréquente à la suite de complication : bronchite, broncho-pneumonie, parfois marche aiguë et mort (scorbut infantile, rachitisme aigu, maladie de Barlow.

(bec de lièvre, pied bot, spina bifida).

Infantilisme, microcéphalie.

Echancrure semi-lunaire du bord des incisives médianes supérieures de la deuxième dentition (dent d'Hutchinson).

Os longs. — Bord du tibia transformé en face par hyperostose (tibia en lame de sabre)

L'enfant est malingre, affligé de maux d'yeux, d'oreille, de nez (ozène), sujet à des perforations du voile du palais. Douleurs nocturnes dans les os. Le développement intellectuel est retardé.

TABLEAU XLII

Maladies du sang.

Il y a des maladies dont l'agent pathogène réside surtout dans le sang (paludisme, filariose).

A côté de ces maladies, on décrit des syndromes qui souvent sont considérés comme des maladies et se caractérisent par des lésions plus ou moins marquées du sang.

I. Anémies. — Il faut en établir le degré en prenant pour base non seulement le nombre des globules, mais la richesse hémoglobique (N et R) et le rapport de R à N constitue la valeur globulaire. R égale la quantité d'hémoglobine par millimètre cube de sang pur et la valeur globulaire (G) est la quantité d'hémoglobine par hématie (Hayem).

II. Chlorose. — C'est un syndrome, et ce qui le prouve, c'est le nombre considérable de pseudo-chloroses qui ne diffèrent de la chlorose type que par des côtés secondaires. Elle se montre chez des jeunes filles sans cause appréciable. Certains en ont fait une dystrophie congénitale caractérisée par des hypoplasies artérielles (hypoplasie aortique, Virchow) et rénales (néphrite aplasique, Lancereaux). Les troubles de la menstruation ont paru, dans certains cas, provoquer la chlorose et dans certains autres être la conséquence de l'hyperplasie ou de l'hypoplasie génitales.

En présence d'une chlorose, il faut éliminer toutes les anémies symptomatiques (tuberculose, syphilis, paludisme, brightisme, chloro-brightisme de Dieulafoy) et éviter de prendre les souffles extra-cardiaques du cœur et des vaisseaux pour des souffles organiques.

III. Anémie pernicieuse. — Comme la chlorose, c'est un syndrome, quoi qu'on en ait dit ; et on le trouve dans la tuberculose, le parasitisme intestinal (botriocéphale fréquent en Suisse), le cancer. Quand on ne trouve pas une de ces causes, on dit à tort qu'il s'agit d'une anémie pernicieuse essentielle. La valeur globulaire est élevée, parce que la teneur en hémoglobine (R) étant abaissée, les globules géants sont très nombreux. Il y a aussi beaucoup de globules nucléés et souvent la réaction myélogène au complet (leucocytose, éosinophiles très nombreux. Mastzellen aussi nombreux, myélocytes mononucléaires avec grains colorables émanant du tissu médullaire et beaucoup présentent des figures karyokynétiques).

Symptômes d'anémie grave, progressive, avec hémorragies, affaiblissement du cœur, vomissements, issue presque toujours fatale, tel est le tableau de l'anémie pernicieuse, dont l'étiologie est souvent obscure.

IV. **Leucémies.** — Ce n'est pas le nombre des globules blancs qui, à l'heure actuelle, doit caractériser les leucémies ; c'est l'espèce leucocytaire. A l'état normal, chez l'adulte, deux groupes d'organes hématopoiétiques (Ehrlich): 1º les ganglions et la rate avec du tissu lymphoïde ; 2º la moelle osseuse avec du tissu myéloïde. Mais dans les ganglions et la rate il y a des traces de tissu myéloïde comme dans la moelle osseuse il y a des traces de tissu lymphoïde. Or, sous l'influence de certains processus morbides, le tissu lymphoïde ou le tissu myéloïde peuvent reparaître là où ils avaient presque disparu. Si c'est le tissu lymphoïde qui entre en activité, ce sera la *leucémie lymphogène* qui sera réalisée. Si c'est le tissu myéloïde, ce sera la *leucémie myélogène*.

Leucémie lymphogène aiguë ou chronique. — Ganglions, rate, amygdales, etc. tuméfiés, moelle osseuse activée, hémorragies, diarrhée, signes variant suivant le siège.

Leucémie myélogène. — Mêmes signes, mais plus longue tolérance, réaction myélogène du sang.

Si c'est simplement le tissu adénoïde des organes qui est atteint sans altération du sang, il s'agira de *lymphadénies*, lesquelles se rapprochent dans certains cas des leucocytoses, dans certains autres, des leucémies vraies ; car il y a parfois des altérations du sang, ce qui constitue des formes de transition (voir les grosses rates).

L'hémophilie (pertes de sang incoercibles après blessures peu importantes) est héréditaire et n'a pas de formule hématologique caractéristique comme la leucémie, affection également *hémorragipare*.

TABLEAU XLIII

Fièvres palustres en correspondance avec les diverses formes d'hématozoaires.

A. Fièvres bénignes (ni accès pernicieux, ni cachexie palustre, mais accidents pernicieux possibles).

Hématozoaires à grosses formes (7 à 9 μ.) très pigmentées, sans corps chiffonnés, corps en anneaux ou petites rosaces et sans croissants :

Quarte.	*Tierce.*
Hématozoaires de la grosseur d'une hématie.	Hématozoaires souvent plus gros qu'une hématie.
Pigmentation à gros grains. Mouvements lents du protoplasma et des grains de pigment.	Pigmentation fine. Mouvements très vifs du protoplasma et des grains de pigment.
Atteignent leur développement en 72 heures.	Atteignent leur développement en 48 heures.
Rosaces en forme de marguerite avec 6 à 12 segments.	Rosaces en forme de tournesol, avec 15 et 20 segments au moins.
Globules rouges gardant leurs dimensions et restant colorés jusqu'à complète destruction.	Globules rouges souvent hypertrophiés et se décolorant facilement.
Rosaces assez fréquentes dans le sang périphérique, plus fréquentes dans le sang viscéral (rate, foie).	Rosaces plus rares dans le sang périphérique, toujours fréquentes dans le sang viscéral (rate, foie).

B. **Fièvres malignes** (accès et accidents pernicieux, cachexie palustre).

Hématozoaires à petites formes (1 à 3 μ), peu ou pas de pigments, avec corps chiffonnés, corps en anneaux, petites rosaces et avec croissants.

Types : tierce maligne, estivo-automnale, continue, rémittente, quotidienne, tropicale, etc. :

Hématozoaires plus petits qu'une hématie.

Peu ou pas de pigments. Mouvements plus ou moins vifs.

Développement plus irrégulier (24, 48 heures, etc.).

Rosaces irrégulières, en grappe de raisin ou formant seulement 6, 8, 10 ou 12 segments.

Corps chiffonnés, corps en anneaux, corps en croissant.

Globules rouges décolorés, souvent diminués de volume.

Parfois, discordance entre l'examen du sang périphérique et le sang viscéral. Dans le premier, petits corps non pigmentés en petit nombre ou croissants, sans rosaces ; dans le second, toutes les formes plus ou moins pigmentées et en abondance.

Rosaces extrêmement rares dans le sang périphérique.

TABLEAU XLIV

Les Goîtres.

Le goitre est de l'hypertrophie de la glande thyroïde, mais il faut que cette hépertrophie soit assez marquée et l'augmentation de la glande thyroïde sous l'influence des maladies infectieuses (scarlatine surtout, qui provoque une vive congestion) ne constitue pas un goître.

La tuberculose détermine tantôt de l'atrophie, tantôt de l'hypertrophie de la glande (Roger) ; dans certains cas, elle pourrait peut-être provoquer le goître exophtalmique (Gilbert).

On distingue :

1º **Le goître simple.** Il évolue la plupart du temps sans troubles généraux, mais la compression des organes voisins produit de la dyspnée (trachée, surtout dans les cas de goîtres rétro-sternaux qui peuvent ne pas être très volumineux) de la raucité de la voix, de la congestion de la face, avec dilatation des veines du cou, de la dysphagie (compression de l'œsophage), douleurs (compression des nerfs du cou).

2º **Le goître exophtalmique** ou maladie de Basedow. Le goître n'est pas volumineux : il n'y a guère qu'un lobe d'hypertrophié ; on note en même temps de la tachycardie (palpitations), de l'exophtalmie, un tremblement généralisé rapide, de la diminution de la résistance électrique du corps.

A ces signes s'ajoutent de l'excitation nerveuse, des crises sudorales, de la polyurie, de l'albuminurie, de la glycosurie, des crises de diarrhée.

Le syndrome peut être incomplet ; la tachycardie est le plus constant.

On ne sait pas encore s'il s'agit d'une véritable maladie nerveuse avec détermination secondaire sur la thyroïde, ou bien s'il s'agit d'une maladie de la thyroïde amenant l'hyperthyroïdisation, par opposition avec le myxœdème par atrophie de la glande, maladie d'hypothyroïdisation.

3° **Le goître des crétins** (endémie goitreuse). Propre à certaines régions limitées (Savoie, Pyrénées), les crétins sont des minus habens, assez semblables aux idiots myxœdémateux (Bourneville) ; mais les crétins sont fils de goitreux et goitreux eux-mêmes ; le myxœdème est rare dans leurs régions. Cependant, certains ont obtenu des améliorations dans l'état des crétins par le traitement thyroïdien.

Il n'y a pas de rapprochement à faire entre l'idiotie ordinaire, congénitale et l'idiotie des goitreux ou des myxœdémateux.

Les relations de ces divers goîtres entre eux et avec le myxœdème ne sont pas nettement établis. Si la tachycardie est généralement le premier symptôme du goître exophtalmique, la tuméfaction de la thyroïde étant consécutive, il y a des cas où l'hypertrophie thyroïdienne est la première en date, et où les signes nerveux de la maladie de Basedow apparaissent ensuite. C'est le **goître basedowifié** (Marie). L'opération nuisible dans les cas de maladie de Basedow pure, est avantageuse dans les cas de goître basedowifié. Mais il n'y a rien d'absolu.

TABLEAU XLV
Lithiases.

La lithiase broncho-pulmonaire (pierres du poumon de Dieulafoy) est due à un processus local ; mais les autres lithiases (biliaire, rénale, intestinale, pancréatique) semblent dues à un état diathésique, ce qui les fait rentrer dans le cadre des maladies bradytrophiques, par ralentissement de la nutrition et les rapproche de la goutte dont les tophus sont les calculs de la peau (Dieulafoy).

Lithiase biliaire.

Calculs formés de cholesterine ou de bilirubine, contenant en outre des acides biliaires, des sels, de la graisse.

En dehors de la prédisposition arthritique, la pathogénie relève de l'inflammation des canaux biliaires (ancien catarrhe lithogène de Meckel), qui est d'origine infectieuse banale ou spécifique.

Symptômes de migration : Coliques hépatiques.

Ictère passager ou chronique, en cas d'obstruction du cholédoque (mais cet ictère est toujours moins fixe que celui réalisé par le cancer de la tête du pancréas).

En cas d'infection angiocholitique, concomittante, au passage des calculs, fièvre intermittente ou rémittente hépatique de Charcot. Troubles réflexes : dilatation du cœur droit, galop droit.

Coliques vésiculaires, plus sourdes en cas de calculs arrêtés dans la vésicule, suppuration possible de la vésicule (empyème).

Obstruction calculeuse du cholédoque : selles colorées et décolorées alternativement, foie un peu gros, ictère variable, vésicule atrophiée (loi de Courvoisier) fièvre intermittente, cirrhose calculeuse (foie d'abord gros, puis petit).

Abcès aréolaires du foie. — Fistules biliaires externes et internes (à la peau ou dans un organe voisin).

Obstruction calculeuse de l'intestin.

Lithiase rénale.

Calculs formés d'acide urique ou d'acide oxalique, de phosphate de chaux, ceux-ci mous, les autres durs.

En dehors de la prédisposition arthritique, la pathogénie relève de l'inflammation des canaux urinaires (ancien catarrhe lithogène de Meckel), qui est d'origine infectieuse banale ou spécifique ; mais dans la gravelle phosphatique, le processus local joue le rôle essentiel.

Symptômes de migration. — Coliques néphrétiques, polyurie ou bien oligurie et même anurie par troubles réflexes, hydronéphrose (intermittente).

Hématuries fréquentes, réveillées par des marches forcées, des cahots de voiture.

Obstruction calculeuse de l'uretère : anurie calculeuse.

En cas d'infection du rein, pyélo-néphrite et pyurie.

Lithiase intestinale
(d'après DIEULAFOY).

Sable et graviers surtout formés de sels de chaux et de magnésie, associés en proportions diverses à des matières organiques stercorales.

En dehors de l'arthritisme, on ne démontre pas l'inflammation intestinale, bien que cependant la lithiase intestinale soit souvent accompagnée d'entéro-colite muco-membraneuse, et jamais d'appendicite.

Symptômes de migration. — Souvent nuls, mais parfois coliques intestinales, qu'il faut distinguer de la colique hépatique (siège de la douleur plutôt abdominale), et de la colique appendiculaire (siège de la douleur au point de Mac Burney et défense de la paroi) et des crises entéralgiques nerveuses (tabes, hystérie).

Le diagnostic se fait souvent uniquement par l'examen des selles.

Lithiase pancréatique.

Sable et calculs formés le plus souvent de carbonate de chaux uni à une petite proportion de phosphate de chaux et de matière organique.

Coïncidence avec le diabète.

Symptomatologie obscure : peut-être coliques pancréatiques.

Pas d'accidents graves.

TABLEAU XLVI

Œdème.

L'œdème est la transsudation de la sérosité sanguine dans le tissu cellulaire sous-cutané ou dans la trame interstitielle des organes. La sérosité diffère d'ailleurs un peu du sérum sanguin, ce qui s'explique par l'action élective des cellules endothéliales vasculaires.

L'exagération de la transsudation sanguine est due à l'hypertension vasculaire, à l'altération du sang (chlorurémie), à l'altération des parois vasculaires, à l'influence du système nerveux, toutes ces causes se combinant entre elles et pouvant être mises en jeu par l'action de substances indéterminées ou de toxines microbiennes.

I. Œdèmes généraux et de cause générale.

Cœur. — Indices d'asystolie. Lésions du cœur droit et lésions mitrales surtout. Exagération de la tension veineuse. C'est un œdème dur, douloureux, rosé ou violacé. Il commence aux malléoles. Les lésions chroniques des poumons amènent souvent l'œdème par retentissement sur le cœur droit. Les œdèmes cardiaques s'effondrent avec le régime déchloruré combiné aux médicaments cardiaques.

Rein. — Provient de la chlorurémie (rétention des chlorures par défaut de perméabilité rénale). C'est un œdème blanc, mou, indolore, généralisé dans les néphrites épithéliales, plus léger et plus mobile dans les néphrites interstitielles.

Les œdèmes rénaux s'effondrent avec le régime déchloruré seul. Dangereux en considération de l'organe (glotte, poumon, cerveau).

Maladies chroniques, dyscrasies. — Tuberculose, dysenterie, syphilis, cancer (grosse valeur diagnostique, même quand il est très peu marqué). Dans le paludisme, peut se montrer avec la cachexie, et aussi à la suite de quelques accès, très précocement ; dans ce dernier cas, il disparaît facilement, et il relève probablement du foie qui par réflexe amène la dilatation du cœur droit. Dans la chlorose, l'œdème de la face doit faire penser à une lésion rénale, (chloro bightisme).

Maladies infectieuses. — Rares sauf dans scarlatine, où il provient d'une néphrite.

Intoxications. — Dans le myxœdème (insuffisance thyroïdienne), œdème diffus généralisé, œdème élastique sans godet.

II. Œdèmes localisés et de cause générale.

Infections :

Streptococcie (phlegmatia alba dolens des accouchées). Erysipèle.

Variole (autour des pustules, paume des mains, plante des pieds).

Charbon : œdème malin de la face, pouvant se généraliser.

Vibrion septique : gangrène gazeuse, maladie à évolution rapide et fatale.

Rhumatisme articulaire aigu. Rhumatisme blennorhagique. Œdèmes aigus circonscrits (manifestation rhumatismale).

Diphtérie : Œdème localisé aux régions cervicale et sousmaxillaire, très marqué en cas de symbiose streptococcique.

Maladies nerveuses :

Hémorragie cérébrale, syringomyélie (main succulente). Hystérie (œdème bleu disparaissant par la suggestion).

Œdème segmentaire d'origine spinale, trophique, héréditaire (Debove).

L'œdème aigu du poumon est attribué par les uns à une influence nerveuse (réflexe partant de l'aorte et allant par le sympathique, paralyser les muscles des bronches et des alvéoles), par les autres à une influence rénale (brightisme).

III. Œdèmes localisés et de cause locale.

Obstruction d'un vaisseau : veine cave supérieure (œdème sus-diaphragmatique), veine cave inférieure (œdème sous-diaphragmatique) par une tumeur, un ganglion syphilitique, tuberculeux, leucémique, etc. Anévrysme, fœtus dans la grossesse, (l'œdème dans la grossesse pouvant aussi indiquer une néphrite, ou une altération hépatique (Pinard).

Autour des varices.

Dans les névrites périphériques.

Dans les pleurésies purulentes, les phlegmons, les périnéphrites, les abcès du foie : œdème des téguments sus-jacents.

TABLEAU XLVII
Alcoolisme (d'après Lancereaux).

Œnilime.	Alcoolisme.	Absinthisme.
Atteint principalement estomac et foie, secondairement le système nerveux. Intoxication aiguë : ivresse plutôt gaie. Intoxication chronique : visage enluminé. Troubles gastriques : pyrosis, pituite (blanche et verte). Digestions pénibles : estomac non dilaté. Foie et rate s'hypertrophient. Le foie grossit par en bas et surtout par en haut. Plus tard cirrhoses hypertrophique et atrophique. Désordres nerveux , picotements, fourmillements aux membres inférieurs, sensibilité à la douleur exaltée, mais intégrité des sensibilités tactile et thermique. L'hyperalgésie devient peu à peu de l'analgésie qui remonte au-dessus des malléoles.	Atteint principalement le système nerveux, accessoirement l'appareil digestif. Intoxication aiguë : ivresse plutôt triste. Intoxication chronique. Digestion lente, avec nausées et vomissements, pituite. Le foie et la rate s'hypertrophient rarement et peu. Il n'y a pas de cirrhoses ; infiltration graisseuse. Désordres nerveux : Analgésie symétrique des extrémités à la racine des membres (soulier, bottine, botte, botte d'égouttier, réflexe plantaire diminué ou aboli, mais sensibilités tactile et thermique conservées. Peu de phénomènes douloureux (crampes).	Atteint presque exclusivement au début le système nerveux. Intoxication aiguë assez rare; véritable crise de grande hystérie. Désordres nerveux. Exaltation excessive des réflexes, hyperalgésie intense (chatouillement plantaire). à laquelle succède au bout de quelques années l'analgésie ; mais l'hyperalgésie de l'abdomen persiste toujours . Troubles subjectifs (boule hystérique).

Tremblement très marqué aux mains et à la face.

Insomnie, rêves, cauchemars, hallucinations visuelles.

Délirium trémens très fréquent provoqué par été, névropathies, un traumatisme, une maladie fébrile.

Rarement début subit ; prodromes pendant quelques jours.

Loquacité incessante, tremblement intense, sensibilité émoussée (marche sur un membre fracturé), rarement fièvre, hallucinations terribles.

L'œnilisme se termine de trois façons : delirium tremens, cirrhose du foie, tuberculose (sommet droit en arrière).

Léger tremblement des membres supérieurs.

Délire moins éclatant et moins aigu ; formes maniaque et mélancolique conduisant à l'abrutissement.

L'alcoolisme comprend deux périodes, une d'excitation, une de dépression ; la mort arrive par le système nerveux, un délire venant compliquer une maladie fébrile, par le marasme ou la tuberculose.

L'absinthisme mène aux paralysies périphériques (les réflexes sont alors abolis) et à la tuberculose qui est encore plus fréquente que dans l'œnilisme, et au gâtisme.

Absinthisme et alcoolisme héréditaires caractérisés par le besoin inné de prendre des liqueurs fortes, des troubles nerveux purement dynamiques, des désordres matériels des centres cérébro-spinaux (anencéphalie, hydrocéphalie, porencéphalie, etc.

TABLEAU XLVIII

Méningite aiguë non tuberculeuse et tuberculeuse.

Méningite aiguë non tuberculeuse.	*Méningite aiguë tuberculeuse.*
Due à des microbes variés (staphylocoque, streptocoque, coli bacille, pneumocoque, streptocoque de Bonome, etc.).	Due au bacille de Koch.
Généralement c'est une méningite de la convexité.	Généralement c'est une méningite de la base.
Début plus brusque, délire plus violent, fièvre plus élevée, continue.	Début moins brusque, délire et fièvre moins intenses, fièvre rémittente.
Céphalalgie plus atroce.	Céphalalgie variable, mais se manifestant quelquefois de longs mois avant l'éclosion des grands symptômes.
Marche plus rapide. — Il n'y a guère de phase de rémission.	*Marche moins rapide.* — Rémission en imposant parfois pour la guérison.
Symptômes dûs à la compression des nerfs crâniens moins fréquents.	Symptômes dus à la compression des nerfs crâniens plus fréquents (base).
Ophtalmoscopie. — Un peu de congestion de la papille.	*Ophtalmoscopie.* — Parfois granulations tuberculeuses de la choroïde.
Pronostic. — Très grave, parfois guérison par ponction lombaire, par trépanation ou spontanément.	*Pronostic.* — Fatal, malgré la trépanation tentée.

Atteint des enfants ou des adultes au cours des maladies aiguës (pneumonie, fièvre typhoïde, grippe), ou est primitive.

Notion épidémiologique, surtout pour la méningite cérébro-spinale (méningocoque).

Ponction lombaire faite au début ; liquide décelant le microbe causal après centrifugation ; liquide louche ou purulent, et polynucléose.

Plus tard, l'inflammation persistant, il peut y avoir lymphocytose.

Cryoscopie. — Hypertonie du liquide céphalo-rachidien (?)

Atteint des enfants souvent en apparence de bonne santé ; mais porteurs de lésions strumeuses (ganglions, amygdales, abcès froids).

Plusieurs enfants d'une même famille sont souvent atteints à intervalles plus ou moins éloignés ; mais pas d'épidémies.

Ponction lombaire faite au début : liquide décelant très rarement après centrifugation le bacille de Koch ; liquide clair et lymphocytose.

Hypotonie du liquide céphalo-rachidien (?)

Le diagnostic est parfois impossible autrement que par la ponction lombaire.

TABLEAU XLIX

Aphasies.

Il y a autant de variétés d'aphasies qu'il y a de manières de communiquer par signes (*facultas signatrix*) avec les autres, l'intelligence d'une part, la fonction d'articulation d'autre part, étant théoriquement intactes.

Suivant qu'il s'agira de transmettre ou de recevoir, on distinguera les aphasies de transmission et les aphasies de réception.

Aphasies de transmission ou aphasies motrices :

Perte du langage parlé. Aphasie motrice ou aphémie (pied de la troisième frontale) ;

Perte du langage écrit. Agraphie motrice (pied de la deuxième frontale).

Aphasies de réception ou aphasies sensorielles :

Perte de la signification du langage entendu. Surdité verbale (première temporale) ;

Perte de la signification du langage figuré. Cécité verbale (lobule pariétal supérieur et pli courbe).

Aucune de ces aphasies n'est simple. Elle peut se subdiviser, suivant la catégorie d'images emmagasinées. Ainsi le polyglotte peut avoir perdu la mémoire de certaines langues et avoir conservé sa langue maternelle. Certains mots, certaines syllabes peuvent être gardés.

D'autre part, il y a rarement des formes pures, parceque ces centres réagissent les uns sur les autres, suivant l'importance individuelle acquise par chacun d'eux. Il y a des visuels, des auditifs, des moteurs graphiques, des moteurs d'articulation, des indifférents. La perte de la mémoire visuelle chez un visuel peut entraîner de l'agraphie, de l'aphémie, alors que chez un auditif, elle pourra passer inaperçue.

Ces centres sont reliés en outre aux centres communs

visuel et auditif, moteur et graphique (voir les schémas divers, surtout celui de Grasset).

En présence d'un aphasique (Ballet), pour le classer, il faut chercher :

1º s'il comprend les mots parlés ;
2º s'il comprend les mots lus ;
3º s'il peut parler spontanément ;
4º s'il peut écrire spontanément ;
5º s'il peut répéter les paroles ;
6º s'il peut lire tout haut ;
7º s'il peut écrire sous la dictée ;
8º s'il peut copier un texte.

Si au lieu des centres (aphasies nucléaires de Pitres) ce sont les faisceaux du centre ovale en partant qui sont atteints, il s'agit *d'aphasies de conductibilité,* sous-corticales ou pures de Déjerine. Dans l'aphasie motrice, les malades savent comment s'articulent les mots : ils expriment par un serrement de mains le nombre des syllabes contenues dans un mot, mais ils ne peuvent réaliser le procédé d'articulation. En somme, les images motrices sont conservées.

Paraphasies. — Grasset et Pitres : troubles intéressant les voies qui relient les centres corticaux à un centre plus haut placé (sus-polygonales, idéo-motrices) et aussi les voies qui relient entre eux les centres corticaux, constitutifs du polygone supérieur. Donc intégrité du langage automatique, puisque les centres polygonaux sont intacts (le malade peut répéter ce qu'on dit), et en même temps, désordre interpolygonal, qui produit une verbosité excessive, les centres sensoriels n'exerçant plus d'action frénatrice sur les centres moteurs.

Les amnésies se rapprochent des paraphasies. Il s'agit surtout d'un trouble sus-polygonal (voies reliant les centres automatiques aux corticaux aux centres, de l'idéation des images motrice, graphique, visuelle, auditive. Donc degré inférieur de l'aphasie. Mais les amnésies peuvent aussi intéresser les voies interpolygonales et les centres polygonaux eux-mêmes.

TABLEAU L

Epilepsie Bravais-Jacksonnienne

(épilepsie partielle).

Comme l'épilepsie vulgaire, elle est motrice, sensitive, sensitive ou sensorielle, psychique. Elle peut se limiter à un groupe de muscles (parcellaire), à un membre (monoplégique), à un côté du corps (hémiplégique). Elle reconnaît comme siège l'écorce de ia zone rolandique, et la lésion est, ou matérielle, ou dynamique (tumeurs, méningites, réflexes).

Différences
entre

l'épilepsie vulgaire.	et	*l'épilepsie partielle.*
Début soudain, cri strident, aura inconstant en n'empêchant pas la chute .n'importe où (blessures, brûlures), perte absolue de connaissance, écume aux lévres.		Début moins rapide ; pas de cri, aura constante : chute et perte de connaissance seulement quand les convulsions ont envahi la face. C'est le point de départ de l'aura qui indique le siège de la lésion ; pas d'écume aux lèvres.
Après la chute il y a une phase tonique puis clonique généralisée à tout le corps, puis une phase de stertor, avec perte du souvenir absolu.		La phase tonique peut manquer, le spasme tonique ou clonique envahit seulement un groupe de muscles, un doigt, un orteil. Pas de stertor.
Absence de paralysies motrices post-convulsives.		Trois types : facial, brachial, crural.
Incontinence d'urine et des matières fécales.		
Morsure de la langue.		

> Paralysies flasques ; d'abord passagères, puis défi-définitives, après des accès répétés.
>
> Rarement incontinence d'urine et des matières fécales.
>
> La langue peut être mordue, mais d'un seul côté (Raymond).

L'épilepsie partielle sensitive est moins connue que l'épilepsie partielle motrice : ses localisations sont moins nettes, car si la zone rolandique parait être l'aboutissant des impressions sensitives comme le point de départ des mouvements volontaires, il est certain que le territoire sensitif est plus étendu que la zone motrice.

L'épilepsie partielle sensitive annonce souvent la paralysie générale. La migraine ophtalmique (migraine avec scotome scintillant) en est vraisemblablement une des formes, dans les cas où elle n'est pas hystérique, et la migraine ophtalmique est bien souvent un signe avant coureur du tabes et de la paralysie générale.

L'hystérie peut donner lieu à des crises qui simulent les attaques d'épilepsie partielle. Dans ce cas, la grande névrose n'est pas monosymptomatique, et la recherche des stigmates levera les doutes.

Etiologie de l'épilepsie partielle. — Lésion matérielle de l'écorce (tumeurs, plaques de méningite, tubercule, gomme, actynomycose, cysticerque) ou du voisinage (traumas). Lésion dynamique (intoxication comme urémie, saturnisme, hépatisme, diabète). Irritation réflexe (vers, pleurésies, péricardites, rhinites).

Le traitement a donné quelques résultats, mais surtout en cas de lésion matérielle évidente (exostose par ex.). Souvent les troubles ont reparu au bout d'un certain temps, probablement parce que de même qu'après l'extirpation d'une partie du domaine moteur, les mouvements reparaissent par suppléance, il peut y avoir réapparition des troubles irritatifs par une sorte de suppléance dans l'excitation morbide (suppléance epileptogène) (Raymond).

TABLEAU LI

Hémiplégie organique et Hémiplégie hystérique (Babinski).

Hémiplégie organique.

1º La paralysie est limitée à un côté du corps.

2º La paralysie n'est pas systématique. Si par exemple à la face les mouvements unilatéraux sont très affaiblis, l'impotence apparaît aussi avec netteté du côté de l'hémiplégie, pendant l'exécution des mouvements bilatéraux synergiques.

3º La paralysie atteint les mouvements volontaires inconscients ou subconscients ; de là résultent les deux phénomènes dénommés : l'un, le signe du peaucier, l'autre la flexion combinée de la cuisse et du tronc.

4º La langue est en général déviée du côté de la paralysie.

Hémiplégie hystérique.

1º La paralysie n'est pas toujours limitée à un côté du corps. A la face, troubles bilatéraux.

2º La paralysie est parfois systématique ; il en est presque toujours ainsi à la face. Par exemple, les mouvements unilatéraux de la face peuvent être complètement abolis, tandis que les muscles du côté de l'hémiplégie fonctionnent normalement pendant l'exécution des mouvements bilatéraux synergiques.

3º Les mouvements volontaires inconscients ou subconscients ne sont pas troublés ; pas de signe du peaucier et absence de la flexion combinée de la cuisse et du tronc.

4º La langue est parfois légèrement déviée du côté de la paralysie, mais la dé-

5º Il y a principalement au début de l'hypotonicité musculaire : abaissement de la commissure, abaissement du sourcil, au membre supérieur, flexion exagérée de l'avant-bras.

6º Les réflexes tendineux et les réflexes osseux sont souvent troublés dès le début; ils peuvent être à ce moment abolis, affaiblis ou exagérés. Plus tard, ils sont presque toujours exagérés, et il existe dans bien des cas de la trépidation épileptoïde du pied.

7º Les réflexes cutanés sont généralement troublés. Le réflexe abdominal et le réflexe crémastérien sont ordinairement, surtout au début, affaiblis ou abolis. Le mouvement réflexe des orteils consécutif à l'excitation de la plante du pied subit ordinairement une inversion dans ses formes ; les orteils, au lieu de se fléchir, s'étendent sur le métatarse. Ce signe, phénomène des orteils, appartient à toutes les périodes de l'hémiplégie.

8º Aspect particulier de la contracture.

9º Evolution régulière ; d'abord contractures, ensuite flaccidité, amélioration progressive.

viation de la langue peut aussi être très prononcée ou encore s'opérer du côté opposé à la paralysie.

5º Pas d'hypotonicité musculaire.

6º Pas de modification des réflexes.

7º Les réflexes cutanés ne paraissent pas troublés. Pas de phénomènes des orteils.

8º La contracture est reproduite par contraction volontaire des muscles.

9º Evolution capricieuse ; association de la spasmodicité à la flaccidité ; atténuations et aggravations alternatives ; modifications rapides, rémissions transitoires.

TABLEAU LII

Syphilis cérébrale (J. Teissier).

Syphilis artérielle.

Caractère général. — Prédominance des phénomènes de déficit sur les phénomènes irritatifs.

I. — Analyse des symptômes.

Motilité.
- a) Fréquence des monoplégies, flaccidité, abolition des réflexes.
- b) Rareté de l'épilepsie particlle.

Sensibilité.
- a) Céphalalgie parfois absente, plus diffuse, non réveillée par pression.
- b) Troubles subjectifs de la sensibilité, très passagers.
- c) Absence d'hallucinations.
- d) Papille le plus souvent intacte.
- e) Quelquefois artérite syphilitique rétinienne.

Intelligence.
- a) Importance de l'aphasie passagère intermittente.
- b) Affaiblissement de toutes les facultés sans délire actif.

II. — Évolution et groupements symptomatiques.

I. Période des accid⁴⁵ curables
- 1° Artérites oblitérantes.
  - F. paralytique.
  - F. aphasique.
  - F. intellectuelle.
- 2° Artérites ectasiantes. — Formes précédentes avec des signes de compression par anévrysmes en plus.

II. Période des accid⁴⁵ incurables. — Forme apoplectique
- Avec survie
  - 1° Ramollissement cérébral.
  - 2° Hémorragie cérébrale.
- Mortelle
  - 1° Thrombose
  - 2° Rupture
  - (de l'une des artères de la base.)

Syphilis méningée.

Caractère général. — Prédominance des phénomènes irritatifs sur les phénomènes de déficit.

I. — Analyse des symptômes.

Motilité.
- a) Rareté des paralysies flasques ; les paralysies sont le plus souvent incomplètes, toujours accompagnées de raideurs ou contractures, de contractions involontaires, d'exagération des réflexes.
- b) Fréquence de l'épilepsie partielle.

Sensibilité.
- a) Céphalalgie ne manque à peu près jamais, tantôt diffuse (épanchement ventriculaire), tantôt localisée, réveillée par la pression.
- b) Existence dans les membres de douleurs très vives d'origine centrale.
- c) Fréquence des hallucinations.
- d) Neuro-rétinite avec phénomènes inflammatoires très accusés.

Intelligence.
- a) Délire violent.
- b) Pas d'affaiblissement notable des facultés intellectuelles.

II. Évolution et groupement symptomatiques.

- Méningite aiguë
  - 1° de la base.
  - 2° de la convexité.
- Méningite chronique.
  - 1° de la base.
  - 2° de la convexité.

Syphilis gommeuse.

Caractère général. — Les phénomènes irritatifs et les phénomènes de déficit se trouvent réunis.

La syphilis gommeuse offre la symptomatologie des tumeurs cérébrales, et, pour le diagnostic exact, il faut tenir compte des antécédents, des stigmates antérieurs et des symptômes concomitants. L'épreuve du traitement est aussi un moyen de diagnostic, mais ayant de la valeur surtout quand, grâce à lui, les symptômes de déficit (ischémie d'un territoire par compression) disparaissent.

Les gommes sont circonscrites avec une capsule ou infiltrées d'une manière diffuse.

TABLEAU LIII

Paralysie générale et pseudo-paralysies générales.

Paralysie générale (Méningo-encéphalite diffuse).

Etiologie. Hérédité neuro-arthritique. Syphilis.

Incurabilité absolue et marche progressive.

Le stade prodromique a la plus haute importance (troubles intellectuels précoces, épilepsie sensitive, neurasthénie).

Le délire des grandeurs manque rarement ; délire expansif.

L'embarras de la parole est caractéristique (d'abord hésitation, puis bredouillement).

Le tremblement analogue à celui des alcooliques, prédomine aux doigts ; il diffère donc du tremblement sénile.

Il n'y a pas de paralysie à proprement parler, mais de l'affaiblissement musculaire avec état spasmodique des membres inférieurs.

Il n'y a pas de sensations douloureuses très marquées, mais il y a parfois

Pseudo-paralysies générales (avec ou sans lésions plus ou moins bien déterminées : Syphilis, alcoolisme, saturnisme, arthritisme, polynévrite.)

Souvent curable, mais quelquefois aussi incurable, aboutissant à la démence, malgré des rémissions.

Syphilis cérébrale. — Rareté du délire des grandeurs, prédominance de la paralysie de certains nerfs crâniens (ptosis, strabisme, vomissements, céphalée rare dans la vraie paralysie générale.

Alcoolisme. — Marche aiguë ; installation d'emblée de la démence, fréquence des attaques apoplectiformes ; le délire des grandeurs est exceptionnel ; le délire d'infidélité conjugale est plus fréquent. Hallucinations terrifiantes, surtout visuelles. Sensations douloureuses (crampes, douleurs) et paralysies. Guérison possible; récidive des troubles de l'odorat, du goût, de la vue.

Inégalité pupillaire. Signe d'Argyll Robertson.

Attaques apoplectiformes et épileptiformes.

La maladie éclate de 30 à 50 ans.

Examen du liquide céphalo-rachidien : lymphocytose précoce et d'une haute valeur (Joffroy).

Saturnisme. — Analogue à la précédente, marche rapide, la démence n'est pas profonde. Troubles sensitifs plus rares que dans l'alcoolisme, paralysies typiques (extenseurs). Hallucinations visuelles et délire de persécution sans delire des grandeurs. Guérison possible en quelques mois ou marasme. Ne ne produit que chez les anciens intoxiqués.

Arthritisme ou athérome. — Age avancé, conceptions non totalement absurdes, tremblement sénille Souvent le diagnostic est très ardu.

Polynévrite. — Il est rare que l'alcoolisme ne prenne pas sa part dans la pseudo paralysie générale polynévritique. Troubles sensitifs et paralysies. Marche rapide. Guérison ou cachexie. Notion de l'intoxication précédente.

Examen du liquide céphalo-rachidien : Aucune modification dans les pseudo-paralysies générales.

TABLEAU LIV

Paralysie glosso-labio-laryngée
et pseudo-paralysie bulbaire.

Paralysie glosso-laryngée bulbaire.	*Pseudo-paralysie bulbaire.*
Altération des noyaux d'origine des 12e (hypoglosse), 7e (facial inférieur), 9e (glosso-pharyngien), 10e pneumogastrique), 11e (spinal) paires.	Ramollissement bilatéral du cerveau (Lépine), faisceau pyramidal intra-capsulaire ou dans le centre ovale, couche optique et corps strics.
Analogies avec la sclérose latérale amyotrophique et l'atrophie musculaire progressive dont elle constituerait une simple localisation bulbaire. Elle complique aussi parfois la syringomyélie.	
Analogies aussi avec la poliœncéphalite supérieure (ophtalmoplégies).	
Début progressif ; cependant, il y a une paralysie bulbaire apoplectique, sans perte de connaissance.	Début brusque par un ictus ou un vertige (perte de connaissance).
Pas de rire et pleurer spasmodiques. Pas de troubles psychiques.	Rire et pleurs spasmodiques. Troubles psychiques.
Atrophie musculaire.	Pas d'atrophie musculaire.
Réaction de dégénérescence difficile souvent à constater, à cause de la lipomatose, mais ayant une grande valeur quand elle existe.	Pas de modifications électriques, pas de RD.

Un seul ictus suffit géné-ralement dans la paralysie bulbaire apoplectiforme pour réaliser tout le syn-drome et, à la suite de cet ictus unique, il peut y avoir des monoplégies, des para-plégies.

Dans la paralysie bul-baire non apoplectique, il n'y a pas de paralysies des membres. La paralysie est symétrique. Elle progresse toujours sans rémissions et se termine par le marasme, l'inanition ou un accès de suffocation (pneumo-gastri-que).

Disproportion entre l'in-tensité des désordres des mouvements associés, com-plexes et l'intégrité relative des mouvements simples, ce qui est dû à une lésion des ganglions centraux ou des fibres de projection qui en émanent (Raymond).

Un seul ictus ne suffit pas pour réaliser l'ensem-ble du syndrome (bilatéra-lité). Il en faut au moins deux.

Après dégénérescence du cordon pyramidal on ob-serve des phénomènes spas-modiques dans les muscles du corps paralysés (con-tractures, réflexes exagé-rés).

La paralysie est d'ordi-naire plus prononcée d'un côté. Elle peut subir des variations et se termine par un ictus fatal.

TABLEAU LV

Sclérose en plaques et Hystérie
(d'après Raymond).

Sclérose en plaques.	*Hystérie.*
Antécédents personnels : infections (fièvre typhoïde etvariole surtout) le traumatisme n'intervient pas, malgré expériences de Bikeles (Vienne).	Antécédents personnels : attaques convulsives, phobies, agoraphobie, notion d'un traumatisme (hystéro traumatisme).
Pas de stigmates, à moins d'association de la sclérose enplaques et de l'hystérie, ce qui est loin d'être rare. Amblyopie en rapport avec un scotome central et avec papilles décolorées, surtout dans leur segment externe.	Stigmates : rétrécissement concentrique du champ visuel, dyschromatopsie, hémianesthésie sensivito-sensorielle. Anesthésies segmentaires, anesthésie cornéenne, anesthésie pharyngée, mastodynie et douleur ovarienne chez la femme, douleur à la compression d'un testicule chez l'homme.
Type du tremblement intentionnel nul au repos, augmentant d'amplitude à mesure que le but se rapproche.	Tremblement plus rapide et plus régulier, exagéré par les émotions, peut disparaître par suggestion ou compression des zones hystérogènes. Aux membres supérieurs il persiste parfois au repos.
Les attaques apoplectiformes ne comportent pas d'auras. Elles sont brusques, avec perte de connaissance absolue. S'il y a hémiplégie consécutive, la	Attaques apoplectiformes possibles, suivies ou non d'hémiplégie. Elles sont précédées de phénomènes dits auras hystériques, sifflements d'oreille, bourdon-

face est intéressée. La température s'élève généralement.

Le malade est béat ; rire explosif, satisfaction persistante.

La démence véritable peut s'installer.

Les améliorations et les aggravations possibles ne se font jamais tout d'un coup.

La suggestion ne modifie en rien les phénomènes.

Nystagmus, Babinski, trépidation spinale.

Embarras de la parole qui est lente, saccadée, monotone, sans bégaiement.

Ponction lombaire : lymphocytes abondants, quelques polynucléaires (Carrière).

nements, sensation de boule. La perte de connaissance n'est pas brusque ni absolue. Il n'y a pas amnésie complète. S'il y a une hémiplégie consécutive, elle est accompagnée d'une hémianesthésie sensitivo-sensorielle. La face est dans l'immense majorité des cas respectée. Il y a parfois de l'hémispame glossolabié.

L'état mental est caractérisé par une instabilité, une variabilité extrême du caractère, surtout chez les malades atteints d'hystéro-traumatisme, semblant prédisposer aux idées noires.

L'évolution diffère : il y a des améliorations et des aggravations survenant du jour au lendemain sous l'influence de la suggestion ou de l'auto-suggestion.

La suggestion hypnotique peut servir de moyen diagnostique : mais elle est dangereuse et ne réussit pas à coup sûr.

N'appartiennent jamais à l'hystérie.

Mutisme parfois ; mais pas d'embarras de la parole.

Ponction lombaire : liquide céphalo-rachidien non altéré (Babinsky-Sicard).

TABLEAU LVI

Tabes et pseudo-tabes névritiques (Babinsky).

Tabes.
Troubles de la sensibilité. — Engourdissement, fourmillements sur le trajet du cubital ; anesthésie et douleurs spontanées dans cette région. Anesthésie en cuirasse de la paroi thoracique et douleurs en ceinture.

Les troncs nerveux sont parfois, mais exceptionnellement douloureux à la pression.

Le sens musculaire est très souvent atteint. Si la malade a les yeux fermés, il se rend compte imparfaitement des mouvements passifs qu'on imprime à ses membres. Il perd ses jambes au lit et il les cherche avec ses mains.

Troubles moteurs. — Rarement paralysie avec amyotrophie et steppage.

Le trouble moteur carac-

Névrite périphérique.

Rien de spécial du côté du cubital.

Les troncs nerveux sont douloureux à la pression. Hyperesthésie cutanée fréquente.

L'affaiblissement du sens musculaire est relativement rare et peu marqué.

Souvent paralysie avec amyotrophie et steppage. Le steppage lié à la paralysie des fléchisseurs du pied, oblige le malade pour ne pas heurter la pointe contre le sol à exécuter à chaque pas un mouvement de la cuisse sur le bassin bien plus ample que de coutume.

Le malade peut osciller

téristique, la véritable incoordination motrice, consiste en ce que dans la déambulation la jambe est projetée avec brusquerie, comme mue par un ressort et le pied vient frapper fortement le sol avec le talon. Ces mouvements sont quelquefois tellement violents que le corps en est ébranlé à chaque pas et que le sujet perd à tout moment l'équilibre et risque de tomber.

L'incoordination tabétique peut atteindre aussi les membres supérieurs.

L'incoordination tabétique contraste avec l'intégrité de la force musculaire et ne paraît pas subordonnée à l'anesthésie tactile. La sensibilité cutanée peut être normale ou être seulement peu affaiblie avec ataxie très nette.

Troubles vaso-moteurs et troubles trophiques. — Rareté de l'œdème des membres inférieurs.

Assez grande fréquence du mal perforant.

Les ostéopathies et les arthropathies sont assez communes. Elles se développent généralement à une époque peu avancée du tabes, sans prodromes. Ordinairement, le premier phénomène appréciable de l'arthropathie tabétique est une

quand ses yeux sont fermés, et la démarche est incertaine, titubante. Parfois aussi quand la paralysie prédomine dans les muscles du mollet, le mode de déambulation rappelle la démarche tabétique ; le pied en effet est relevé, et au moment de l'appliquer à terre, le malade pose d'abord le talon sur le sol, mais il ne soulève pas la jambe avec brusquerie, et ce caractère joint à la paralysie musculaire permet le diagnostic.

Dans les membres supérieurs, parfois incertitude, maladresse, mais pas de brusquerie. Les troubles moteurs des névrites sont presque toujours liés à des phénomènes de paralysie ou à de l'anesthésie cutanée.

L'œdème des membres inférieurs, la coloration rouge violacée des téguments sont des phénomènes très communs.

Le mal perforant est rare dans les névrites de cause interne.

Il peut se développer parfois des lésions osseuses et articulaires plus ou moins accusées, mais jamais jusqu'à présent, on n'a constaté dans cette affection, d'ostéopathies ou d'arthropaties semblables à celles du tabes.

tuméfaction extrême de tout le membre et une hydarthrose considérable qui le plus souvent ne sont accompagnées, ni de fièvre, ni de douleurs. Au bout de quelques semaines ou de quelques mois, l'affection rétrograde ou disparaît, ou bien au contraire, elle augmente. Elle est dans ce dernier cas caractérisée par des craquements, des dislocations répondant à une usure des surfaces osseuses. Un os peut être à la longue détruit dans une grande partie de son étendue.

L'arthropathie du pied donne lieu à une déformation spéciale pathognomonique connue sous le nom de pied tabétique.

On observe dans le tabes des fractures dites spontanées, dues aux ostéopathies. Les os maxillaires subissent parfois une atrophie remarquable.

Troubles oculaires. — Le signe d'Argyll Robertson existe dans la plupart des cas.

La névrite optique du tabes présente les caractères suivants : les troubles visuels peuvent être unilatéraux. Quand ils sont bilatéraux, ils atteignent généralement les yeux d'une manière inégale. La partie périphérique du champ visuel

Le signe d'Argyll Robertson n'existe pas dans les névrites.

La névrite optique rétrobulbaire présente les caractères suivants : les troubles visuels sont dès le début bilatéraux, symétriques et atteignent également les deux yeux. Il existe un scotome central, tandis que la périphérie du champ est rétrécie ; il existe dans l'image campimétrique des encoches. La névrite optique du tabes aboutit dans l'espace de trois ou quatre ans, parfois plus lentement à la cécité complète. Elle ne rétrograde pour ainsi dire jamais.

La papille présente dans toute son étendue une décoloration très marquée et parfois un aspect nacré.

Troubles vésicaux. — Anesthésie vésicale, rétention et incontinence d'urine fréquentes.

Troubles des organes génitaux. — L'excitation génésique est observée parfois au début du tabes.

L'anaphrodisie et l'impuissance sont des manifestations très habituelles de cette maladie.

Souvent les testicules sont insensibles à la pression. Réflexe crémastérien souvent aboli.

Troubles du tube digestif. — Le tabes peut provoquer des crises gastriques qui éclatent sans causes apparentes, sans signes prémonitoires, sont caractérisées par des douleurs et des vomissements qui sévissent sans trève, pendant une période de trois, cinq, dix, quelquefois quinze jours, rarement plus, et disparaissent soudain sans lais-

visuel est normale. L'affaiblissement de la vue est relativement peu prononcé; les troubles de la vue peuvent diminuer et même disparaître. A l'ophtalmoscope, décoloration blanchâtre des parties temporales de la papille.

Ces troubles sont rares, sauf en cas de psychose polynévritique et ils sont peu accusés.

Pas de phénomènes de ce genre.

Les testicules sont sensibles. Réflexe crémastérien conservé.

On observe parfois des troubles dyspeptiques et des douleurs gastriques.

Mais il n'y a pas de crises, dans l'intervalle desquelles le fonctionnement de l'estomac serait tout à fait normal.

Ces crises, et elles ne sont pas bien établies, si elles se montrent dans la polynévrite sont tout à fait exceptionnelles.

ser de traces, si ce n'est de l'abattement et de l'affaiblissement résultant du jeûne auquel le malade a été soumis. Dans l'intervalle des crises, les digestions sont absolument normales.

L'incontinence des matières fécales n'est pas très rare.

Troubles laryngés. — Ils consistent ordinairement en une paralysie des dilatateurs de la glotte, paralysie qui lorsqu'elle est bilatérale est caractérisée par une dyspnée prédominant au moment de l'inspiration, et accompagnée d'un cornage plus ou moins bruyant, généralement plus marqué pendant le sommeil que pendant la veille ; la phonation au contraire est normale.

Troubles laryngés paroxystiques. Ils se présentent sous divers aspects :

a) Crises laryngées, consistant essentiellement en des accès de spasme glottique qui s'opposent complètement, pendant quelques secondes, au passage de l'air, ou ne le laissent passer que très difficilement et provoquent ainsi un sifflement aigu ; il y a menace d'asphyxie, dénoncée par l'aspect cyanosé du visage, par de l'obnubilitation intellectuelle et dans certains

L'incontinence des matières fécales est absolument exceptionnelle.

Ils consistent en une diminution ou une abolition de la sensibilité de la muqueuse du larynx, surtout au niveau du vestibule, soit en des phénomènes de paralysie pouvant atteindre les dilatateurs de la glotte, mais prédominant le plus souvent dans les muscles adducteurs et caractérisés par de l'aphonie.

On ne connaît guère de troubles laryngés paroxystiques dans les névrites.

cas, par quelques mouvements convulsifs à la terminaison peut être mortelle, mais généralement ces phénomènes se dissipent et le larynx reprend son fonctionnement normal.

b) Vertige laryngé, caractérisé ordinairement de la façon suivante : d'abord sensation de chatouillement dans le larynx, puis quinte de toux très violente, enfin chute avec perte de connaissance ; le plus souvent le malade revient presque aussitôt à lui, se relève et se trouve en état de reprendre ses occupations.

Le vertige laryngé peut s'associer au spasme glottique.

Troubles psychiques. — Quand le tabes s'associe à la méningo-encéphalite diffuse, ce qui n'est pas très rare, on peut constater des troubles psychiques propres à cette dernière affection ; mais la psychose polynvérétique n'a jamais été observée ici.

Evolution. — L'évolution du tabes est généralement lente.

Certaines manifestations peuvent disparaître, mais il en est qui en rétrocèdent jamais, et d'une façon générale, on peut dire que

La psychose polynévritique assez fréquente consiste en des phénomènes de délire, en un affaiblissement intellectuel et une amnésie qui a pour caractère principal de porter seulement sur les faits les plus récents, la mémoire des faits anciens étant au contraire assez bien conservée.

La polynévrite évolue d'ordinaire assez rapidement.

Les troubles symptomatiques par lesquels elle se manifeste peuvent s'atténuer et disparaître complètement ; la guérison peut dans l'état actuel de la science, le tabes est une affection incurable.

Étiologie. — Il est très commun de trouver la syphilis dans les antécédents des malades atteints de tabes.

même être considérée comme la terminaison habituelle.

Les infections, les intoxications, les dyscrasies, les cachexies sont les agents étiologiques relevés ordinairement chez les polynévritiques.

TABLEAU LVII

Syndromes anatomo-cliniques de la moelle
(d'après Grasset).

I. *Syndrome des cordons postérieurs.* — Douleurs fulgurantes. Crises viscérales (gastriques, vésicales, etc.), constriction thoracique, anesthésies et paresthésies, retard des sensations, fausses localisations, dissociation avec persistance de la sensibilité thermique, diminution ou abolition du tonus, mouvements involontaires au repos; parésie ou paralysie des sphincters, incoordination motrice, influence de l'occlusion des yeux sur la station debout et sur la marche, troubles trophiques, arthropathies, ostéopathies, mal perforant.

II. *Syndrome des cordons antéro-latéraux.* — Contractures, parésie avec exagération des réflexes tendineux, trépidation épileptoïde. Babinski, tremblement intentionnel à type de sclérose en plaques (contracture tardive des hémiplégiques, tabes spasmodique, maladie de Little.)

III. *Syndrome associé des cordons postérieurs et latéraux.* — Etat ataxo-spasmodique (tabes combiné et sclérose en plaques, paralysie générale, artério-sclérose de la moelle avec état lacunaire, de P. Marie).

IV. *Syndrome associé des cordons postérieurs et du faisceau cérébelleux ascendant, syndrome de Friedreich.*— Abolition des réflexes rotuliens et incoordination motrice, mouvements d'impulsion latérale et déviation de l'axe de la marche (sans Romberg), démarche tabéto-cérébelleuse.

V. *Syndrome des cornes antérieures.* — Atrophie musculaire dans la maladie d'Aran-Duchenne et dans la paralysie spinale atrophique aiguë.

VI. *Syndrome associé des cordons latéraux et cornes antérieures.* — Atrophie musculaire spastique. Sclérose latérale amyotrophique.

VII. *Syndrome de la substance grise centro-postérieure.* — Dissociation dite syringomyélique des sensibilités et troubles vaso-moteurs ; la sensibilité tactile est conservée, mais la sensibilité à la douleur et à la température est abolie. Croisée, si la lésion siège dans le faisceau de Gowers, directe, si la lésion siège dans les cornes postérieures. La dissociation syringomyélique peut se rencontrer ailleurs que dans la syringomyélie et même en cas d'hystérie. Dans les névrites, il doit y avoir propagation à la moelle.

VIII. *Syndrome associé des cornes antérieures et de la substance grise centro-postérieure (syndrome de l'entière substance substance grise).* — Atrophie musculaire, dissociation dite syringomyélique des sensibilités et troubles vaso moteurs.

IX. *Syndrome d'une moitié latérale de la moelle.* — Hémiparaplégie croisée. Paralysie motrice et hyperesthésie du côté de la lésion, anesthésie du côté opposé (syndrome de Brown-Sequard).

TABLEAU LVIII

Attaques épileptoïdes.

Epilepsie.

Début dès le jeune âge (avant 15 ans).

Signes somatiques (malformations, asymétrie).
Crises plutôt nocturnes ou matinales.
Grand cri unique terrifiant.

Chute brusque, pouvant être cause de blessures.

Changement de physionomie : pâleur cadavérique, puis cyanose.
Morsure de la langue.

Incontinence d'urine et de matières fécales.
Après stertor, fatigue, post convulsive prolongée.
Abrutissement, perte absolue de mémoire.
Durée de l'attaque : quelques minutes, à moins d'état de mal (hyperthermie).
L'attaque peut être arrêtée, mais rarement, au cas où l'aura n'est pas suivie trop rapidement de la chute

Hystérie.

Début dans l'enfance parfois, mais aussi plus tardivement.
Pas de signes somatiques, à moins de dégénérescence héréditaire.
Crises diurnes.
Plusieurs petits cris, marquant le commencement de l'attaque.
Le malade, en tombant, a le temps de choisir sa place et ne se fait pas mal.
Le visage ne change pas ou se colore un peu.

Pas de morsure de la langue.
Pas d'incontinence d'urine et de matières fécales.
Pas de stertor, légère fatigue.
Un peu d'hébétude, mémoire seulement troublée.
Durée de l'attaque : souvent quelques heures. Dans l'état de mal hystérique, pas d'hyperthermie.
Arrêt de l'attaque par la compression de certaines zones (frénogènes).

(compression ou ligature en amont du point de départ de l'aura).

La formule urinaire ne comporte pas, après l'attaque d'inversion des phosphates (à l'état normal, les phosphates terreux sont aux phosphates alcalins comme 1 est à 3).

La formule urinaire comporte après l'attaque l'inversion des phosphates (les phosphates terreux tendent à égaler ou égalent la quantité des phosphates alcalins).

TABLEAU LIX

Chorées.

La chorée de Sydenham ou danse de Saint-Guy, maladie de l'enfance, d'origine et même de nature rhumatismale est le type des chorées essentielles.

Au cas où l'asthénie musculaire habituelle de la chorée est poussée jusqu'aux paralysies, on à la *chorée molle*.

Chez les femmes enceintes, la chorée est grave, dure jusqu'à l'accouchement, s'accompagne de mouvements très intenses et de troubles mentaux assez accensés. Mortalité : 20, 25 p. 100.

La chorée chronique se déclare dans l'âge adulte et la vieillesse. Elle dure très longtemps, empêchant toute occupation, et compromettant l'existence en cas de paralysie du pharynx.

Les types précédents (**chorée de Sydenham, chorée molle, chorée des femmes enceintes, chorée chronique** ou de Huntington) sont des formes de la chorée vraie.

A côté d'eux, il y a la **myoclonie** comprenant les types de chorées fausses, tels que le **paramyoclonus multiplex** de Friedreich, la **chorée fibrillaire de Morvan,** la **chorée de Bergeron,** la **chorée de Dubini.**

Dans ces chorées, il s'agit de secousses brusques, électriques, et les trois premiers ont beaucoup de rapports entre elles, n'étant peut-être que des variétés d'une même forme. Quant à la chorée de Dubini, il s'agit d'un type à part, entraînant la mort en quelques mois à peine. On les décrit cependant toutes quatre sous le nom de **chorées électriques.**

Il y a des **chorées symptomatiques** : soit d'une lésion nerveuse matérielle (hémichorée pré et post-hémiplégique ;

soit d'une lésion nerveuse dynamique (hystérie : chorée rythmée, saltatoire, malléatoire, etc., plus rarement chorée arythmique).

TABLEAU LX

Paralysies.

Rechercher si la paralysie est flasque ou spasmodique, quelle est sa topographie (généralisée. localisée, radiculaire, métamérique ou segmentaire, les amyotrophies, les troubles de la sensibilité).

Origine :

Corticale (ou **sous-corticale**, celle-ci difficile à distinguer cliniquement de celle-là). — Ramollissement souvent, apoplexie peu commune, prodromes fréquents, mouvements convulsifs, épilepsie jaksonnienne, paralysies plus souvent dissociées (monoplégies). Réflexes tendineux exagérés, contractures précoces. Reflexes cutanés abolis. Anesthésie moins marquée que dans la paralysie capsulaire, non sensorielle, mais parfois segmentaire comme dans l'hystérie. Aphasies et anarthries. Lésions communes chez vieillards. Le rétrécissement mitral les produit aussi chez les jeunes grâce à une embolie (hémiplégie droite avec aphasie).

Capsulaire, — Hémorragie souvent, apoplexie habituellement, hémiplégie compléte sans exagération de réflexes tendineux, ni contractures : quand le faisceau pyramidal dégénère par la suite, réflexes exagérés et contractures. Réflexes cutanés abolis dès le début. Anesthésie sensitivo-sensorielle quand le tiers postérieur de la capsule est atteint (on conteste cela maintenant et l'on admet qu'il faut en même temps une lésion de la couche optique). Le facial supérieur est relativement intact, alors qu'il peut être pris dans l'hémiphégie corticale si son centre est touché. Si la couche optique est lésée, on a aussi le rire et le pleurer spasmodiques. L'aphasie sous-corticale n'est pas une véritable aphasie. C'est une dysarthrie, rentrant plutôt dans le cadre des paralysies pseudo-bulbaires. On note aussi, soit avant, soit après l'attaque des mouvements dits pré et post-hémiplégiques (hémichorée, hémiathétose, hémiataxie, etc.) S'il y a de l'amyotrophie, toujours tardive, c'est que la moelle ou les nerfs sont altérés.

Pedonculaire. — Hémiplégie alterne (paralysie directe des muscles innervés par le moteur oculaire commun d'un côté et paralysie croisée des membres (syndrome de Weber) indiquant une lésion de la partie supérieure du pedoncule. Paralysie directe du moteur oculaire commun avec hémi-tremblement croisé des membres (syndrome de Benedikt). Hémi-anesthésie complète et croisée, avec intégrité de la vue et de l'odorat, à l'inverse des lésions cérébrales.

Protubérantielle. — Type supérieur : hémiplégie croisée, le facial supérieur étant pris comme l'inférieur.

Type inférieur : paralysie directe de la face ainsi que du moteur oculaire externe et hémiplégie croisée.

Dans le type supérieur, la déviation conjuguée de la tête et des yeux est comme dans les lésions cérébrales : en cas d'excitation, le malade regarde le côté convulsé, en cas de lésion destructive, le malade regarde sa lésion. C'est l'inverse dans le type inférieur.

Bulbaire. — Type : paralysie labio glosso-laryngée à distinguer des pseudo-paralysies bulbaires d'origine cérébrale qui ne comporte pas d'atrophie musculaire, pas d'exagération des réflexes, pas de modifications électriques. Son début est brusque (ictus) dans la paralysie cérébrale, progressif dans la bulbaire.

Médullaire. — Formes variables suivant le système atteint suivant la hauteur de la lésion. Types paraplégie. Syndrome de B. Séquard : hémiparésie directe avec hémianesthésie croisée. Disposition radiculaire ou segmentaire. Troubles des sphincters, atrophie musculaire fréquente, exagération des réflexes, contractures ; RD, mais bien nette seulement dans les formes aiguës, et quand les cellules antérieures sont atteintes.

Névritique. — Troubles sensitifs fréquents, abolition des réflexes, pas de contractures, modifications électriques (RD très nette) amyotrophies.

Musculaire. — Atrophie dominant tout le processus, paralysie progressant en raison des faisceaux musculaires atrophiés. Pas de RD.

Hystérique. — Début : attaques, émotion, traumatisme. Contractures ; conservation des mouvements automatiques, troubles de la sensibilité. Réflexes non exagérés. Paralysie faciale exceptionnelle. Pas de modifications électriques.

TABLEAU LXI

Amyotrophies.

Myélopathiques.	*Névriliques.*	*Myopathiques.*	*Névrosiques.*
Troubles sensitifs radiculaires ou métamériques, non le long des trajets nerveux.	Troubles sensitifs le long des nerfs intéressés.	Pas de troubles de la sensibilité.	Troubles sensitifs spéciaux.
Abolition des réflexes ; exagération en cas d'altération du cordon pyramidal.	Abolition des réflexes tendineux.	Intégrité des réflexes ou diminution proportionnelle au nombre de fibres atteintes.	Intégrité des réflexes.
L'amyotrophie est souvent initiale (Aran-Duchenne sel lat. amyotrophique).	La paralysie précède toujours l'amyotrophie.	La paralysie, quand elle existe, est proportionnelle aux fibres atrophiées. Siège : racine des membres surtout.	Développement rapide dans un membre paralysé ou contracturé.
Pas de réaction de dégénérescence, mais diminution de la contractilité faradique.	Réaction de dégénérescence.	Pas de réaction de dégénérescence.	Pas de réaction de dégénérescence.
Marche généralement progressive.	Rémissions et rétrocessions.	Pas de rétrocession, malgré temps d'arrêt.	
L'hérédité existe, l'étio-	La notion d'hérédité négligeable ; la notion d'in-	L'hérédité joue un rôle important (famille).	Disparition rapide, souvent à la suite d'une attaque.
		Pas de contractions fibrillaires.	
		Souvent pseudo-hypertrophie et rétractions tendineuses.	
		Principaux types de Myopathies : I. Type pseudo-hypertrophique (mol-	Stigmates de la névrose.

logie est souvent obscure ; syphilis.
Contractions fibrillaires.

Pas de pseudo hypertrophie.
Démarche à types divers : tabétique, spasmodique, tabéto-spasmodique.
Dans la démarche spasmodique, le sujet marche sur la pointe du pied, mais le pied étendu en adduction forcée traine sur le sol pendant toute la durée du mouvement.
Il y a souvent des troubles des sphincters.

Il n'y a pas de troubles du côté de la face.

Il n'y a pas de troubles intellectuels.

fection et d'intoxication prédomine.
Contractions fibrillaires rares.
Pas de pseudo-hypertrophie.
Démarche.Steppage : le sujet marche sur la pointe du pied, mais lève le pied très haut et ne le pose à terre qu'à la fin du mouvement.

Les troubles sphinctériens sont exceptionnels.
Les polynévrites intéressent souvent les nerfs crâniens.
On observe parfois des troubles intellectuels paraissant dus à l'intoxication causale (alcool, plomb, etc.)

lcts, fesses, etc.), démarche de canard dès le début, enfance.
II. Type Leyden-Mobius. Comme 1, mais il n'y a pas de pseudo-hypertrophie.
III. Type scapulo-huméral d'Erb. Quelques muscles sont pseudo-hypertrophiés, deltoïde surtout, enfance ou jeunesse, forme juvénile.
IV. Type facio-scapulo-huméral de Landouzy-Déjerine (hypertrophie tout à fait exceptionnelle), enfance.
Autres types :
Zimmerlin (atrophie dans la moitié supérieure du corps); Eichorst(fémoro-tibial); Brossard (fémoral avec griffe des orteils).
Le type Charcot-Marie (atrophie commençant par les pieds, intégrité de la racine des membres, contractions fibrillaires, réaction de dégénérescence, griffe interosseuse des mains, steppage) est certainement d'origine myélopathique ou névritique. De même l'amyotrophie neurotique de Hoffmann, la névrite interstitielle hypertrophique et progressive de l'enfance de Déjerine.
Il y a souvent de l'hypertrophie musculaire dans la maladie de Thomsen (réaction myotonique).

TABLEAU LXII

Coma.

Il y a perte de connaissance, perte de la sensibilité et du mouvement avec intégrité relative de la respiration et de la circulation.

Distinguer de la syncope qui dure peu de temps et dans laquelle le cœur s'arrête.

Plus ou moins profond. S'il y a en même temps du délire, c'est le coma vigil (infections aiguës, alcoolisme).

Diagnostic de la cause :

En cas de fièvre élevée, penser à la fièvre typhoïde, au typhus, etc.; s'il y a une grosse rate, des points névralgiques diaphragmatiques gauches, penser au **paludisme** pernicieux ; s'il y a signe de Kernig, raideur du cou, strabisme, penser à une **méningite**.

En cas de paralysie d'un côté du corps avec ou sans fièvre, penser à une apoplexie d'origine cérébrale (l'apoplexie est un coma survenu *brusquement*).

En cas d'hypothermie, respiration de Cheyne-Stokes, albuminurie, penser à l'**urémie**.

En cas d'odeur d'acétone dans l'haleine et présence dans l'urine, en cas de réaction de Gerhardt (coloration rouge de l'urine après addition de perchlorure de fer, indiquant la présence d'acide diacétique, en cas d'augmentation d'ammoniaque dans l'urine, d'accélération du pouls, d'après Lépine, de troubles respiratoires, c'est le **coma diabétique**, survenant en même temps que la glycosurie diminue.

En cas d'accidents analogues chez les hyperchlorhydriques, c'est le **coma dyspeptique**.

En cas de fièvre avec excitation intense, hallucinations visuelles, sueurs abondantes, tremblement généralisé, c'est le **delirium tremens**.

En cas d'odeur alcoolique de l'haleine, pupilles rétractées et obnutilation peu profonde, c'est l'**ivresse**.

En cas de mouvements convulsifs rythmés, salutations, de mouvements passionnels au cours d'un coma pouvant durer plusieurs jours et beaucoup plus longtemps, il faut songer à l'**apoplexie hystérique** et dépister la névrose.

Dnas la léthargie hystérique, il y a le phénomène de l'hyperexcitabilité musculaire.

En cas de morsure de la langue, de respiration stertoreuse, penser à l'**épilepsie**.

En cas de liseré gingiral bleuâtre et de pupilles dilatées, penser au **saturnisme**.

Dans le coma de quelques empoisonnements, les pupilles sont ou dilatées (**belladone**) ou rétrécies (**opium**).

TABLEAU LXIII

Ophtalmoplégies.

Les ophtalmoplégies sont des paralysies qui frappent toute la musculature interne (oph. interne) ou externe (oph. externe) de l'œil et généralement des deux côtés. Les ophtalmoplégies internes sont des paralysies des nerfs iriens et des nerfs ciliaires.

Les ophtalmoplégies externes sont les plus communes, surtout celles atteignant les noyaux (nucléaires) qui présentent une altération progressive analogue à celle de la paralysie glosso-labio-laryngée dans le bulbe, de l'atrophie musculaire (Aran-Duchenne) dans la moelle.

Ophtalmoplégie nucléaire.	*Ophtalmoplégie sus-nucléaire.*	*Ophtalmoplégie basilaire.*	*Ophtalmoplégie orbitaire.*	*Ophtalmoplégie périphérique.*
Siège dans les noyaux des nerfs moteurs de l'œil.	Siège au-dessus des noyaux, depuis ces noyaux jusques et y compris les tubercules quadrijumeaux.	Siège à la base du crâne.	Siège dans l'orbite.	Siège aux extrémités terminales des nerfs.
Début lent. Ptosis double, tête rejetée en arrière, globes immobiles, frontal contracté et plissé (facies d'Hutchinson). Intégrité de la musculature interne.	Début brusque, avec symptômes généraux graves. Paralysies associées. Accidents bulbaires emportant rapidement le malade (une à quatre semaines).	Unilatérale, atteignant aussi les muscles internes ; d'autres nerfs sont touchés, comme le trijumeau, le nerf optique, le nerf olfactif. Il y a presque toujours de la cé-	Unilatérale, atteignant aussi les muscles internes ; d'autres nerfs sont touchés, la branche ophtalmique et le nerf optique. Il y a de l'exophtalmie, de la douleur.	Se rencontre dans des infections des intoxications (diphtérie, diabète, etc.) dans le tabes. Ces paralysies sont fugaces. Mais dans le tabes, si

Bon état général.

Evolution : d'abord oculo-moteur, puis pathétique, puis moteur oculaire externe.

Marche souvent descendante vers la bulbe (facial, hypoglosse, etc.) et vers la moelle, si les lésions bulbaires le permettent.

L'atrophie complique souvent la paralysie.

Durée : variable, toujours longue, tant que le processus se limite aux yeux, mais pouvant se précipiter quand les noyaux bulbaires sont atteints.

La lésion consiste en hémorragies multiples des tubercules, quadrijumeaux et de la substance grise sousépendymaire.

phalée, des vomissements.

Etiologie : méningites, tumeurs.

Etiologie : syphilis de la fente sphénoïdale.

celles du début sont curables, il y en a d'autres plus tardives qui sont incurables et vraisemblablement d'origine nucléaire

Il y a encore des ophtalmoplégies d'origine dynamique, qu'on pourrait appeler aussi corticales, qui n'intéressent que les mouvements associés volontaires, alors que les mouvements réflexes sont conservés. On les rencontre dans l'hystérie et dans le goitre exophtalmique, qui les provoquerait par le moyen d'une hystérie surajoutée.

Il faut distinguer les ophtalmoplégies des lésions pédonculaires, susceptibles de réaliser le syndrome. Il y a en plus l'hémiplégie et l'ophtalmoplégie est unilatérale.

TABLEAU LXIV

Vertiges.

Deux éléments dans le vertige : **sensation de désorientation** (sens des attitudes, des positions, des mouvements, sens de l'espace, c'est-à-dire sens de notre situation par rapport aux objets environnants) et **sensation de déséquilibre** (Grasset).

D'autres symptômes s'ajoutent au vertige : angoisses, terreur, titubation, chute, bourdonnements d'oreilles, vomissements, tous symptômes secondaires. Jamais perte de connaissance (Charcot) ; parfois perte de connaissance avec crises épileptiformes (Grasset).

Vertige aigu ou accidentel, chronique ou habituel (constant, prolongé, fréquent).

Dans les vertiges accidentels peuvent rentrer le vertige des altitudes, le mal de mer, le vertige de la migraine.

Vertiges chroniques ou habituels.

Vertige gastrique (*a stomacho læso*), forme gyratoire : tout tourne. Vers intestinaux.

Vertige neurasthénique. Analogue au précédent, calmé par une légère alimentation.

Vertige laryngé (ictus). Ardeur à la gorge, inspiration rapide, suffocation, perte de connaissance et chute.

Vertige de Ménière (*ab aure læsa*), surdité, bourdonnements, vertiges (oreille interne, canaux semi-circulaires chute.

Vertige oculaire (par diplopie, par asthénopie, cette derdière fréquente dans la neurasthénie).

Vertige des maladies nerveuses. En dehors de la neurasthénie, où il se rapproche du vertige stomacal, le vertige peut se montrer dans l'hystérie, le goître exophtalmique, la paralysie générale, le tabes (absolument comme maladie de Ménière) la sclérose en plaques, et surtout dans les lésions cérébelleuses, moins fréquemment dans les lésions de la protubérance (tendance à tomber en arrière, marche à reculon).

Vertige des maladies générales. Dans la fièvre typhoïde, la grippe, le paludisme. La maladie de Gerlier ou vertige paralysant se caractérise par des accès subits, avec douleurs à la nuque, obscurcissement de la vue, ptosis et affaiblissement des membres inférieurs.

Vertige des intoxications. Atropine, opium, tabac, alcool, chanvre (haschich).

Vertige des auto-intoxications. Goutte, rhumatisme, qui se rattachent peut-être à l'artério-sclérose.

Vertige des artério-scleréux. Trois espèces d'après Grasset : 1º vertige simple ; 2º vertige avec crises épileptiformes ; 3º vertige avec pouls lent permanent et crises syncopales ou épileptiformes.

La première phase de l'artério-sclérose est constituée par la claudication intermittente, qui s'accompagne de vertige. Dans les lésions cérébro-spinales et cérébrales, le vertige dépend probablement de l'artério-sclérose.

Diagnostic.— En général, il n'y a pas perte de connaissance comme dans l'épilepsie (l'expression vertige épileptique serait mauvaise), la syncope, l'apoplexie.

Mais il est plus difficile de dépister la cause du vertige. Chercher du côté de l'oreille d'abord (Vertige de Ménière), puis des yeux, puis du cervelet, puis de l'appareil digestif. Le diagnostic étiologique se fait par la considération de l'ensemble des symptômes propres à la maladie causale.

TABLEAU LXV

Tremblements.

Les tremblements sont des mouvements involontaires et rythmés à faible amplitude.

On les distinguera des secousses fibrillaires, des soubresauts de tendons qui laissent les membres immobiles, des mouvements athétosiques qui peuvent être rythmés, mais ont une grande amplitude, des mouvements choréiques qui ne sont pas rythmés, mais désordonnés.

Voici le tableau de Charcot, établi d'après le moment des tremblements (pendant le repos, pendant les mouvements) et d'après leur rapidité :

A. *Tremblement intentionnel.* — Sclérose en plaques. Maladie de Friedreich.

B. *Pendant le repos.*

1° Oscillations lentes, 4 à 5 oscillations par seconde : Paralysie agitante. Tremblement sénile.

2° type intermédiaire 3 et demie à 6 ; Tremblement hystérique :

3° à oscillations rapides. Tremblement vibratoire (8 ou 9) par seconde.

1° Pas de tremblement individuel des doigts. Basedow ;
2° Tremblement individuel des doigts. Alcoolique ;
3° Paralysie générale.

1° pendant le repos, surtout en cas d'émotion, 5 à 6 par seconde ;
2° Intentionnel (exagération considérable des oscillations. Tremblement mercuriel.

Dans la **sclérose en plaques**, les tremblements s'accentuent à mesure que le but à atteindre se rapproche.

Dans la **paralysie agitante**, les doigts font des gestes spéciaux (émietter du pain, rouler une cigarette) et la tête ne tremble pas, alors que dans le **tremblement sénile** qui peut atteindre les jeunes et est peut-être de nature hystérique, la tête et le cou tremblent (chef branlant).

L'**hystérie** peut simuler tous les tremblements, en dehors du type commun. Ainsi les pseudo-scléroses en plaques post-infectieuses sont peut-être des tremblements intentionnels de nature hystérique.

Dans la **paralysie générale**, le tremblement atteint surtout les lèvres et la langue. Le tremblement **neurasthénique** est assez analogue.

Dans le **saturnisme**, on a signalé un tremblement même à oscillations peu étendues.

Les tremblements des **intoxications** (saturnisme, hydrargirisme, oxyde de carbone, etc.) ne sont peut-être que des tremblements hystériques, les intoxications étant incapables de produire des tremblements par elles-mèmes, mais pouvant très bien provoquer l'apparition de l'hystérie.

Le tremblement **héréditaire** est à oscillations rapides, ne s'observe pas au repos, mais dans l'attitude du serment, et ne s'exagère pas par les mouvements intentionnels. Il siège de préférence aux membres supérieurs, mais il peut aussi affecter d'autres rythmes et un autre siège. Il persiste toute la vie et atteint plusieurs membres d'une même famille.

On a décrit des tremblements à forme de paralysie agitante (Grasset) de sclérose en plaques (Demange) atteignant un seul côté du corps, consécutifs à une hémiplégie ou pouvant la précéder. On les attribue à la lésion du faisceau pyramidal. Le syndrome de Benedikt est constitué par de l'hémitremblement d'un côté du corps (côté opposé d'une lésion pédonculaire) et une lésion du moteur oculaire commun du côté de la lésion.

Les tremblements des maladies aiguës, appelés frissons, sont faciles à reconnaître, Ils ont un caractère fugace et parfois une grande valeur diagnostique.

TABLEAU LXVI

Réflexes et Contractures.

Les sréflexes que l'on recherche en clinique sont surtout les réflexes tendineux et les réflexes cutanés. Il peut y avoir abolition des uns et conservation simultanée des autres. Pour les réflexes cutanés, l'action excitatrice sur la cellule médullaire centre spinal du réflexe, part de l'écorce et se transmet par les voies pyramidales, tandis que pour les réflexes tendineux, il y a deux voies conductrices, l'une inhibitrice par les faisceaux pyramidaux, l'autre excitatrice par les faisceaux ponto-cérébello-médullaires (faisceau rubro-spinal) et le centre de ces réflexes paraît être dans la mésocéphale, alors que celui des cutanés est dans l'écorce.

Réflexes à rechercher.

Tendineux :
Rotulien ou patellaire ;
Contra latéral des adducteurs ;
Trépidation épileptoïde ;
Danse de la rotule ;
Réflexes des orteils (Babinski); en chatouillant la plante des pieds, flexion à l'état normal ;
Réflexe masseterin ;
Cutanés :
Réflexe abdominal ;
Réflexe crémastérien ou inguinal ;
Réflexe plantaire (flexion du pied sur la jambe, de la jambe sur la cuisse, sur le bassin.
Muqueux. — Conjonctival et sclérotical (occlusion des yeux), nasal, pharyngien.
Périostique. — *Osseux*. — *Aponévrotiques*.
Contracture. — C'est l'exagération du tonus qu'il faut rapprocher de l'exagération des réflexes. Le centre du tonus comme le centre des réflexes tendineux paraît être dans le noyau rouge. Il s'agit du tonus automatique (Grasset) avec des fibres pyramidales pour porter l'action inhibitrice et des

fibres indirectes (ponto-cerebello-médullaires) pour porter l'action excitatrice.

Lésions cérébrales. — Hémiplégie récente : pas de modifications des réflexes tendineux ; abolition des cutanés, pas de contractures.

Hémiplégie ancienne et incurable : exagération des réflexes tendineux, abolition des cutanés, contractures (la lésion est devenu spinale, et dans le faisceau pyramidal).

Méningites, hémorragies ventriculaires, lésions mésocéphaliques : contractures précoces et réflexes tendineux exagérés.

Lésions médullaires. — Lésions pyramidales : exagération des réflexes tendineux, contractures (tabes spasmodique, sclérose latérale amyotrophique, syringomyélie, maladie de Little, absence congénitale des faisceaux pyramidaux).

Lésions postérieures : abolition des réflexes tendineux, conservation des réflexes cutanés, ataxie (tabes).

Lésions névritiques. — Abolition des réflexes, pas de contractures.

L'hystérie peut simuler beaucoup de lésions du système nerveux, d'autant mieux qu'elle s'accompagne de contractures. Le diagnostic se fera par la recherche des stigmates de la névrose ; les paralysies hystériques surviennent souventà la suite d'un choc moral ou d'un traumatisme. Il n'y a pas en général d'exagération des réflexes dans l'hystérie, et en tous cas jamais la trépidation épileptoïde et le signe de Babinski. Il y a souvent surajoutés aux troubles de la motilité, des troubles sensitifs. Tous les accidents peuvent disparaître à la suite d'une attaque, de même que celle-ci peut les provoquer. Influence de la suggestion, des agents aesthésiogènes. Conservation chez l'hystérique des mouvements automatiques. L'hystérique dans son lit s'asseoit comme tout le monde, sans fléchir sa jambe paralysée sur le bassin, comme le fait l'organique (Babinski). Mouvements automatiques du pharynx, disparaissant chez l'organique, conservés chez l'hystérique en sifflant, avalant (Grasset). La paralysie faciale est exceptionnelle dans l'hystérie.

TABLEAU LXVII

Hydrocéphalie.

Accumulation en excés du liquide céphalo-rachidien dans les ventricules cérébraux, avec ou sans exsudats méningés (Grasset).

Totale ou partielle, soit que les ventricules communiquent entre eux, soit qu'un ventricule soit isolément distendu.

Parfois le liquide est purulent.

Hydrocéphalie aiguë. — Le type est celui de la méningite tuberculeuse. On le rencontre aussi dans la phlébite des sinus.

Hydrocéphalie chronique. — Le type, c'est l'hydrocéphalie congénitale, dite à tort essentielle.

Hydrocéphalie primitive. — C'est l'hydrocéphalie de la naissance ou des premières années de la vie.

Hydrocéphalie secondaire ou acquise. — Due à la stase veineuse (maladies du cœur, du rein, méningites, tumeurs, sclérose atrophique du cerveau).

Hydrocéphalie primitive ou congénitale.	*Hydrocéphalie secondaire ou acquise.*
Débute avant la soudure des os du crâne. Sorte de dystrophie.	Début postérieurement à la soudure des os du crâne.
Développement souvent énorme de la tête (80 centimètres de tour), cause de dystocie.	La tête n'augmente pas de volume.
Non ossification des sutures et des fontanelles.	Les sutures et fontanelles sont ossifiées.
Cerveau comprimé devient très mince.	Cerveau est comprimé, s'amincit.
Crâne non déformé, à moins d'épanchement dans un seul ventricule.	Symptômes de compression, avec signes propres à la maladie causale (ménin-

Idiotie ou du moins affaiblissement intellectuel marqué.

Troubles parétiques, parfois contractures avec attaques épileptiformes.

La parésie est généralisée et non localisée (pas de signes en foyers).

OEil : OEdème papillaire.

Parfois il y a des stigmates de dégénérescence accompagnant l'hydrocéphalie (microdontisme, bec de lièvre, cyphose, lobule adhérent).

Pronostic : Mort précoce, rarement après cinq ou six ans.

Le traitement, s'il améliore les phénomènes de compression, ne peut rien contre les troubles intellectuels.

gite, tumeur, etc.) Troubles parétiques également sans localisations.

Les symptômes de compression sont plus précoces et plus graves, puisque le crâne ne peut se distendre (apoplexie séreuse).

Pronostic : Très variable, suivant la cause ; mais toujours grave.

Le traitement (ponctions, drainage) peut amener la guérison dans certains cas de méningite non tuberculeuse.

TABLEAU LXVIII

Paralysie faciale périphérique.

Etiologie. — A frigore, rhumatisme, hérédité nerveuse, parfois similaire, tétanos, goutte, syphilis, goître exophtalmique, accouchement (traumatisme du forceps).

Symptômes. — Un côté du visage est impassible. Le malade ne rit, ne siffle que d'un côté : la joue se soulève flasque à chaque expiration (fume la pipe). Il y a impossibilité de fermer l'œil ; les larmes se répandent sur les joues, parce que les orifices lacrymaux sont déjetés en dehors (paralysie du muscle de Horner). La parole est gênée (labiales), comme la mastication (par. du masticateur). En cas de paralysie des nerfs des muscles stylo-glosse, glosso-staphylin, pharingo-staphylin, il y a déviation de la langue et de la luette.

Troubles du goût, en cas de paralysie intra-temporale (corde du tympan) qui amène aussi des troubles de l'ouïe (hyperacousie).

Réflexes abolis (ailes du nez, clignement d'yeux).

Réactions électriques. — Dans les formes légères, rien. Dans les formes graves : R. D. au complet.

Troubles sensitifs généraux. — Paralysies douloureuses de la septième paire (Dieulafoy); douleurs siégeant surtout au niveau de l'apophyse mastoïde, sur les régions temporale ou frontale. Pronostic favorable, s'il n'y a pas de douleurs. Anesthésies parfois ; zona (trijumeau intéressé).

Atrophies musculaires dans les cas graves. avec dégénérescence du facial.

Contractures. — Spasmes les annonçant, tonicité reparaissant trop hâtivement dans les muscles.

Dans le tétanos, les accidents peuvent commencer par une paralysie faciale suivie des symptômes habituels généralisés ou localisés à la face.

Diagnostic. — 1. Dans la paralysie faciale d'origine cérébrale, le facial inférieur seul est pris, ou du moins si le facial supérieur est touché, il l'est très légèrement. C'est que le facial supérieur a deux centres, un commun avec l'inférieur (pied de la 3e frontale), un autre autonome au niveau du pli courbe. Le faisceau géniculé ne contient donc pas toutes les fibres nerveuses du facial. Les réflexes sont conservés, il n'y a pas de modifications électriques. En cas d'injection sous-cutanée de pilocarpine, retard de la sudation du côté malade n'existe pas, alors que ce retard se constate dans les paralysies périphériques assez graves.

II. **Paralysie cérébrale pseudo-bulbaire.** —Il y a eu un ictus apoplectique. Conservation des réflexes. Intelligence obnubilée. Elle est généralement double ou devient double après plusieurs attaques.

III. **Tic convulsif de la face.**— Mouvements pathologiques sont spontanés et brusques.

IV. **Paralysie faciale hystérique.** — Très rare, jamais mono-symptomatique. Le facial supérieur n'est presque jamais pris. Anesthésies.

V. **Hémispasme glosso-labié hystérique.**— On croit à une paralysie du côté sain. Langue déviée en crochet du côté du spasme, sourcil abaissé. Sillon naso-labial très accentué du côté du spasme ; mais les rides n'ont pas disparu du côté sain ; secousses fibrillaires du côté du spasme. Hypnotisme.

Syndromes. — Paralysie alterne de Gubler (paralysie directe du facial et de l'oculo-moteur externe, croisée des membres. Siège : protubérance.

Syndrome de Weber (paralysie croisée du facial, de l'hypoglosse et des membres, directe de l'oculo-moteur. Siège : pédoncule.

Paralysie du Nerf radial.

Le nerf radial inerve les muscles extenseurs de la main et des doigts (sauf des dernières phalanges). Sa paralysie entraîne la flexion de la main et des premières phalanges, la difficulté de la flexion des doigts, la tumeur dorsale du poignet de Gubler.

Paralysie rhumatismale (a frigore).	*Paralysie saturnine.*	*Paralysie hystérique.*
Unilatérale. Le long supinateur est intéressé.	Bilatérale. Intégrité du long supinateur. Liseré plombique. Coliques de plomb.	Il y a plutôt des phénomènes de contracture des fléchisseurs que de paralysie des extenseurs,
Il peut y avoir des modifications quantitatives des réactions électriques, mais pas de R D., laquelle existe en cas de section ou de compression forte du nerf. Début : brusque. Durée : quinze jours à trois semaines.	Il peut y avoir la R. D.	Pas de réactions électriques anormales. Stigmates de la névrose.
	Début : brusque ou progressif.	Début brusque, souvent après une attaque. Troubles sensitifs marqués. Influence de la suggestion. Durée : éminemment variable.
	Durée : très longue. L'extenseur commun des doigts est seul pris au début, en sorte que l'index et le petit doigt font les cornes.	

TABLEAU LXX

Migraines.

Douleurs de tête, en général unilatérales, venant par accès, accompagnées d'états nauséeux, de vomissements, disparaissant avec le sommeil. Il y en a trois sortes : la **migraine simple** ou vulgaire, la **migraine sensorielle** qui peut être ophtalmique, gustative, auditive, olfactive, mais est le plus souvent **ophtalmique** et la **migraine ophtalmoplégique.**

Migraine vulgaire.

Prodromes : agitation, fourmillements pendant la nuit L'accès éclate au réveil, douleur hémicrânienne très violente, surtout sus-orbitaire et palpébrale avec irradiation vers l'occipital.

Troubles sensitifs variés.

Pâleur (migraine blanche) ou rougeur (migraine rouge).

Nausées et vomissements, vertiges.

L'irritation transmise au pneumogastrique se révèle par le ralentissement du pouls.

Migraine ophtalmique.

Apparition du scotome scintillant (image circulaire, semi-circulaire, en forme de fortifications) auquel fait suite l'hémiopie, puis la douleur oculaire et une migraine vulgaire.

Les migraines ophtalmiques peuvent être dissociées (scotome sans douleurs et inversement) ou associées. Dans ce cas, engourdissement d'une partie d'un membre, aphasie avec amnésie et agraphie. surdité verbale également. Des attaques d'épilepsie

Migraine ophtalmoplégique.

Apparition d'un accès de migraine vulgaire, qui se termine par la paralysie du moteur oculaire commun, qui est passagère, mais persiste parfois entre les accès, si ceux ci deviennent fréquents.

La durée est bien plus longue que celle de la migraine vulgaire ; elle est généralement de trois à quatre jours et bien plus parfois.

La durée est variable quelques heures, un jour, rarement plus.

Les accès peuvent revenir périodiquement.

Elle est l'apanage de la grande famille arthritique, peut remplacer des accès d'asthme ou être remplacée par eux.

Affection bénigne.

partielle peuvent succéder à la migraine ophtalmique.

Souvent signe du début comme l'épilepsie sensitive de la paralysie générale progressive.

Affection bénigne, mais grave en cas de troubles sensitifs généraux et d'aphasie.

Affection grave, à peu près incurable, aboutissant à la paralysie complète et permanente du moteur oculaire commun.

TABLE DES MATIÈRES

PREMIÈRE PARTIE

Interrogatoire au lit du malade 1

CHAPITRE PREMIER

MALADIES FÉBRILES SANS LOCALISATION FORÇANT IMMÉDIATE-
MENT L'ATTENTION 5
  Fièvre typhoïde 5
  Typhus exanthématique........................... 7
  Grippe.. 8
  Granulie.. 8
  Fièvres éruptives avant l'éruption............... 9
  Fièvre méditerranéenne........................... 9
  Paludisme 10
 I. *Au sujet de certains symptômes des maladies fé-
   briles sans localisation immédiatement appa-
   rente*... 11
 A. Symptômes généraux 11
  La fièvre... 11
  Le pouls... 13
  Hémorragies 16
 B. Symptômes locaux, ne forçant pas immédiatement
   l'attention 17
  Appareil respiratoire 17
  Appareil digestif.................................. 19
  Foie... 21

Rate...   23

Appareil urinaire. Albuminurie.................   23

Système nerveux..............................   25

II. *Rechutes et convalescence*......................   27

CHAPITRE II

MALADIES FÉBRILES AVEC LOCALISATION FORÇANT IMMÉDIATE-
MENT L'ATTENTION   32

A. Localisation du côté de l'appareil respiratoire.....   33

Larynx. Bronches......................... 33–34

Poumons. Pneumonie. Congestion pulmonaire ...   34

Bronches et poumons. Broncho-pneumonies.....   37

Plèvres. Pleurésie.........................   38

Tuberculose pulmonaire.......................   40

Coqueluche   45

B. Localisation du côté de l'appareil circulatoire   46

Endocarde. Endocardites aiguës   46

Myocarde. Myocardites........................   47

Péricarde. Péricardites   47

Vaisseaux. Artérites et phlébites................   48

C. Localisation du côté de l'appareil digestif.........   49

Pharynx. Amygales. Diphtérie. Angines rouges et
angines blanches   49

Estomac.................................   53

Intestin. Entérites aiguës......................   53

Dysenterie aiguë..........................   54

Entérite muco-membraneuse   55

Péritoine. Péritonites aiguës..................   56

Foie. Ictères   57

Cirrhose hypertrophique biliaire   59

Congestion hépatique   59

Angiocholites. Fièvre intermittente hépatique   60

D. Localisation du côté de l'appareil urinaire.........   60

Reins. Néphrites aiguës......................   61

E. Localisation du côté de la peau   61

Erysipèle   61

F. Localisation du côté des articulations............   62

Rhumatisme articulaire aigu.................... 63
Pseudo-rhumatismes infectieux 65
G. Localisation du côté du système nerveux.......... 65
Méningites aiguës............................ 66
Méningite tuberculeuse....................... 66
Myélites aiguës 68

CHAPITRE III

MALADIES CHRONIQUES SANS LOCALISATION NETTE, FORÇANT
IMMÉDIATEMENT L'ATTENTION...................... 69
Artério-sclérose........................ 71
Anémies. Chlorose....................... 73
Anémie pernicieuse...................... 74
Leucémies 74
Addisonisme............................ 75
Intoxications.......................... 75
Alcoolisme............................. 76
Saturnisme 76
Syphilis............................... 77
Diabètes............................... 79

CHAPITRE IV

MALADIES CHRONIQUES AVEC UNE LOCALISATION NETTE...... 81
A. Localisation du côté de l'appareil respiratoire...... 81
Larynx. Laryngite chronique.................. 81
Laryngite syphilitique 82
Laryngite tuberculeuse (phtisie laryngée)........ 82
Cancer du larynx............................ 82
Bronches. Bronchite chronique. Dilatation des
bronches................................ 84
Adénopathie trachéo-bronchique............... 85
Poumon................................. 86
Congestions pulmonaires chroniques 86
OEdème du poumon 86
Tuberculose pulmonaire chronique............. 87

Asthme. Asthme d'été 88
B. Localisation du côté de l'appareil respiratoire 89
    Péricarde et cœur............................. 89
    Péricardite chronique. Symphise cardiaque....... 89
    Endocardites chroniques (lésions valvulaires)..... 90
    Souffles extra-cardiaques 90
    Vaisseaux.................................... 102
    Angine de poitrine........................... 102
    Artères...................................... 103
    Veines....................................... 104
C. Localisation du côté de l'appareil digestif......... 105
    Région bucco-pharyngée. Ulcérations 105
    OEsophage. Rétrécissements. Cancer 106
    Estomac. Gastrites et dyspepsies................ 108
    Intestin. Entérites. Constipation. Diarrhée 112
    Péritoine. Péritonite tuberculeuse. Cancer........ 118
    Pancréas. Cancer............................. 120
    Foie. Cirrhoses. Cancer du foie 122
    Rate... 127
D. Localisation du côté des reins. Néphrites chroniques 128
    Lithiase rénale............................... 132
    Cancer du rein............................... 133
    Kystes du rein 134
    Capsules surrénales........................... 434
E. Localisation du côté des articulations............. 135
    Rhumatisme articulaire chronique.............. 135
    Goutte....................................... 135
F. Localisation du côté du système nerveux.......... 136
I Cerveau.. 137
    Troubles de la sensibilité...................... 138
    Paralysies 139
    Méningites chroniques 145
    Hémorragies méningées........................ 145
    Apoplexie.................................... 146
    Hémorragie cérébrale 146
    Ramolissement cérébral....................... 147
    Encéphalites chroniques 148
    Tumeurs cérébrales........................... 148
    Paralysie générale progressive.................. 149

II. Pédoncules et protubérance 151
III. Cervelet.. 153
    Tumeurs du cervelet.............................. 155
IV. Bulbe 156
V. Moelle 158
    Méningites spinales chroniques 159
    Compression de la moelle 160
    Hématomyélie.................................... 161
    Myélites chroniques............................. 162
    Syphilis médullaires 162
    Scléroses de la moelle.......................... 164

DEUXIÈME PARTIE

Tableaux cliniques.

Appareil respiratoire.
    I. -- Œdème aigu du poumon............... 173
    II. — Cavernes pulmonaires................. 174
    III. — Vomiques........................... 176
    IV. — Hémoptysie 178
    V. — Pleurésies hémorragiques 180
    VI. — Les broncho-pneumonies............. 181
    VII. — Diagnostic précoce de la tuberculose.... 182
    VIII. — Tumeurs du médiastin 184
Appareil circulatoire.
    IX. — Hypertrophie et dilatation du cœur..... 186
    X. — Insuffisance aortique................ 188
    XI. — Rétrécissement mitral pur........... 189
    XII. — Insuffisance mitrale................ 190
    XIII. — Insuffisance tricuspidienne........... 191
    XIV. — Hypertension artérielle, artério-sclérose,
            cardiopathies 192
    XV. — Angine de poitrine................. 194
Appareil digestif.
    XVI. — Angines aiguës 195

XVII. — Ulcérations de la bouche, de la langue et du pharynx 198
XVIII. — Diagnostic de l'ulcère rond 200
XIX. — Dilatation de l'estomac 202
XX. — Hématémèses 204
XXI. — Entérites 206
XXII. — Cancer de l'intestin 208
XXIII. — Occlusion intestinale 210
XXIV. — Vers intestinaux 213
XXV. — Hémorragies intestinales............... 214
XXVI. — Péritonites dans la fièvre typhoïde 216
XXVII. — Ptoses............................ 218
XXVIII. — Les gros foies...................... 220
XXIX. — Ictères 222
XXX. — Etiologie et classification des cirrhoses... 224
XXXI. — Abcès du foie........................ 226
XXXII. — Les grosses rates.................... 228
XXXIII. — Ascites 230

Appareil urinaire.
XXXIV. — Néphrites infectieuses 232
XXXV. — Hématuries......................... 234
XXXVI. — Hémoglobinuries..................... 236

Peau.
XXXVII. — Eruptions infectieuses et érythèmes...... 238
XXXVIII. — Eruptions purpuriques!............... 240
XXXIX. — Dabétides. Scrofulides. Tuberculides. Syphilides 342

Articulations et os.
XL. — Rhumatisme articulaire chronique........, 244
XLI. — Rachitisme et syphilis héréditaire 246

Maladies du sang.
XLII. — Maladies du sang 248
XLIII. — Fièvres paludéennes en correspondance avec les diverses formes d'hématozoaires. 250

XLIV. — Les goîtres............................ 252

XLV. — Lithiases............................... 254
XLVI. — OEdème............................... 256
XLVII. — Alcoolisme. 258
Système nerveux.
XLVIII. — Méningite aiguë non tuberculeuse et méningite tuberculeuse....................... 260
XLIX. — Aphasies............................ 262
L. — Epilepsie Bravais-Jacksonnienne.......... 264
LI. — Hémiplégie organique et Hémiplégie hystérique 266
LII. — Syphilis cérébrale...................... 268
LIII. — Paralysie générale et pseudo-paralysies générales................................... 269
LIV. — Paralysie glosso-labio-laryngée et pseudo-paralysie bulbaire 271
LV. — Sclérose en plaques et Hystérie........... 273
LVI. — Tabes et pseudo-tabes névritiques......... 276
LVII. — Syndromes anatomo-cliniques de la moelle. 284
LVIII. — Attaques épileptoïdes.................. 286
LIX. — Chorées. 289
LX. — Paralysies............................ 290
LXI. — Amyotrophies.......................... 292
LXII. — Coma................................ 294
LXIII. — Ophtamoplégies 296
LXIV. — Vertiges 298
LXV. — Tremblements......................... 300
LXVI. — Réflexes et contractures................ 302
LXVII. — Hydrocéphalie........................ 304
LXVIII. — Paralysie faciale périphérique 206
LXIX. — Paralysie du nerf radial................ 309
LXX. — Migraines............................ 310